Francis-Xavier Andoh-Adjei

Desempenho dos Esquemas de Seguros de Saúde Mútuos Distritais no Gana

Francis-Xavier Andoh-Adjei

Desempenho dos Esquemas de Seguros de Saúde Mútuos Distritais no Gana

ScienciaScripts

Imprint

Any brand names and product names mentioned in this book are subject to trademark, brand or patent protection and are trademarks or registered trademarks of their respective holders. The use of brand names, product names, common names, trade names, product descriptions etc. even without a particular marking in this work is in no way to be construed to mean that such names may be regarded as unrestricted in respect of trademark and brand protection legislation and could thus be used by anyone.

Cover image: www.ingimage.com

This book is a translation from the original published under ISBN 978-3-8443-9710-9.

Publisher:
Sciencia Scripts
is a trademark of
Dodo Books Indian Ocean Ltd. and OmniScriptum S.R.L publishing group

120 High Road, East Finchley, London, N2 9ED, United Kingdom
Str. Armeneasca 28/1, office 1, Chisinau MD-2012, Republic of Moldova, Europe
Printed at: see last page
ISBN: 978-620-3-00705-3

Tabela de Conteúdos

Agradecimentos

Gostaria de agradecer à Embaixada Real dos Países Baixos no Gana por ligar a Autoridade Nacional de Seguros de Saúde à Organização para a Cooperação Internacional no Ensino Superior dos Países Baixos (NUFFIC) para celebrar um acordo plurianual de três anos para reforçar a capacidade de gestão de seguros de saúde no Gana, por causa do qual tive a oportunidade de aceder à bolsa para frequentar o curso ICHD.

Desejo agradecer ao NUFFIC pela bolsa, ao KIT pela admissão, ensino e apoio durante todo o curso e à direcção e gestão da National Health Insurance Authority por me nomear como primeiro beneficiário do acordo plurianual com o NUFFIC.

Gostaria de agradecer aos ministérios da saúde e das finanças por terem endossado a minha candidatura à bolsa para consideração pelo NUFFIC.

Gostaria também de agradecer a amável contribuição do meu consultor de tese e back-stopper cujos conselhos e comentários me orientaram a juntar os meus pensamentos a esta tese.

Finalmente, desejo apreciar a minha família pela sua compreensão para permitir um ano de separação, os meus colegas e amigos no Gana por me encorajarem a inscrever-me no curso e os meus colegas participantes do ICHD pelo seu apoio variado ao longo do curso.

Abstrato

Introdução

O Gana introduziu um sistema nacional de seguro de saúde em resposta aos desafios de acesso financeiro colocados pelo sistema de cash and carry. Apesar dos êxitos obtidos, o sistema tem enfrentado desafios, incluindo a emissão tardia de cartões de identificação e o reembolso dos prestadores. O governo está empenhado em rever a política para fazer face a esses desafios. Este estudo foi, portanto, realizado para recolher provas sobre as questões que apoiam a revisão da política.

Métodos

O estudo foi baseado na revisão bibliográfica. Além disso, os dados sobre seis esquemas propositadamente seleccionados para estudo foram revistos com base num quadro de avaliação do desempenho do sistema de financiamento da saúde.

Descobertas
O estudo confirmou a emissão tardia de cartões de identificação e o reembolso tardio do fornecedor. Entre 3% e 30% dos membros registados foram negados benefícios de seguro devido ao atraso na emissão dos cartões de identificação. Também confirmou a baixa cobertura de indigentes, desigualdade nas contribuições de prémios em esquemas urbanos e baixo desempenho de esquemas em locais rurais.

Os esquemas geram 8% a 16% dos seus influxos internamente, enquanto as suas despesas administrativas variam entre 3% e 20% das suas receitas totais, sendo os encargos mais elevados sobre os esquemas distritais. As despesas totais excederam os rendimentos em todos os 6 esquemas. O mecanismo de agrupamento, contudo, promete uma geração de recursos adequada e equitativa e protecção de risco para os membros. A descentralização influenciou o desempenho do esquema de forma positiva e negativa. O estudo mostrou variações no desempenho dos esquemas.

Conclusão
Os esquemas oferecem a oportunidade de proteger os inscritos contra despesas catastróficas, mas poderiam enfrentar problemas de sustentabilidade na ausência de fundos fiscais.

Palavras-chave: *Gana, seguro nacional de saúde, autoridade nacional de seguro de saúde, mutualista distrital, fundo nacional de seguro de saúde, sector informal, sector formal, isento, indigentes, pagamento fora do bolso, cobertura da população, mutualização, compras, descentralização, desempenho, fornecedores.*

Abreviaturas

AGM   : Annual General Meeting
AK   : Ashiedu Keteke
BAW   : Bawku
BOL   : Bolgatanga
CBMHIS   : Community-based Mutual Health Insurance Scheme
CEO   : Chief Executive Officer
CHAG   : Christian Health Association of Ghana
CHIC   : Community Health Insurance Committee
CHPS   : Community-based Health Planning Services
DEO   : Data Entry Officer
DF   : Donor Fund
DMHIS   : District Mutual Health Insurance Scheme
DPs   : Development Partners
DSBS   : Donor Sector Budget Support
DW   : Dangbe West
GDP   : Gross Domestic Product
G-DRG   : Ghana Diagnosis-Related Group
GGHE   : General Government Expenditure on Health
GHC   : Ghana Cedis
GHS   : Ghana Health Service
GLSS   : Ghana Living Standard Survey
GOG   : Government of Ghana
GSS   : Ghana Statistical Service
GTZ   : Deutsche Gesellschaft fur Technische Zusammenarbeit
HIPC   : Highly Indebted Poor Country
ICHD   : International Course in Health Development
IGF   : Internally-Generated Funds
ILO   : International Labour Organization
IMF   : International Monetary Fund
IPD   : In-patients Department
LI   : Legislative Instrument
MDG   : Millennium Development Goal
MIS   : Management Information Systems
MAN   : Manhyia
MMR   : Maternal Mortality Ratio
MOH   : Ministry of Health
MOFEP   : Ministry of Finance and Economic Planning
NDC   : National Democratic Congress
NHI   : National Health Insurance
NHIA   : National Health Insurance Authority
NHIF   : National Health Insurance Fund
NHIL   : National Health Insurance Levy
NHIML   : National Health Insurance Medicines List
NHIS   : National Health Insurance Scheme
NUFFIC   : Netherlands Organisation for International Co-operation in
               Higher Education
OECD   : Organisation for economic co-operation and development
OOP   : Out-of-pocket
OPD   : Out- Patients Department
PRO   : Public Relations Officer

PvtHE	: Private Expenditure on Health
SSNIT	: Social Security and National Insurance Trust
SUB	: Subin
SWAp	: Sector-Wide Approach
TBAs	: Traditional Birth Attendants
THE	: Total Health Expenditure
U5MR	: Under-five Mortality Ratio
VAT	: Value-Added Tax
WHO	: World Health Organization

CAPÍTULO 1: INTRODUÇÃO E INFORMAÇÃO DE BASE

1.1 INTRODUÇÃO

Como Director Adjunto de Operações do seguro nacional de saúde no Gana, responsável pela coordenação, controlo e supervisão dos esquemas, as minhas principais funções incluem o controlo das operações e a formulação de recomendações para o melhoramento global do esquema. A minha tese centra-se, portanto, na *avaliação do desempenho dos esquemas de seguro mútuo de saúde do distrito* e na utilização dos resultados para fazer recomendações para melhorar o funcionamento do esquema.

Apesar dos progressos alcançados, o sistema de seguro de saúde no Gana tem enfrentado desafios como atrasos na emissão de cartões de identificação para os membros, atrasos no reembolso dos prestadores, endividamento aos prestadores e baixa cobertura de indigentes, entre outros. Alguns esquemas, no entanto, têm tido melhores resultados. Este estudo, portanto, procura comparar o desempenho de esquemas distritais seleccionados e discutir factores que influenciam quaisquer variações no desempenho entre os esquemas, a fim de recomendar boas práticas a esquemas com fraco desempenho e ao NHIA.

No regresso ao meu local de trabalho, tenciono fazer uma apresentação das minhas conclusões à direcção e ao Conselho de Administração do NHIA e dar seguimento ao Director Executivo (CEO) para assegurar que as recomendações são implementadas em benefício da organização.

Este assunto é importante para o Gana e é oportuno porque o NHIA, em colaboração com o Ministério da Saúde, planeou uma revisão da política do NHI em 2011 (MOH, 2007). O plano também se relaciona com a agenda do governo para reformular o funcionamento do esquema (NDC, 2008). As conclusões do estudo servirão, assim, de contributo para o processo de revisão.

O seguro de saúde foi recomendado como uma das estratégias de financiamento da saúde na agenda da reforma do sector da saúde e sendo o Gana o primeiro país da África Subsaariana a ter adoptado a "abordagem do big bang" na implementação de um esquema universal de seguro de saúde, o seu sucesso a este respeito é crucial não só devido à contribuição que o seguro está a dar para o financiamento da saúde no país, mas também para outros países que estão a considerar esta opção de financiamento da saúde. Será também de interesse para os nossos parceiros de desenvolvimento no domínio da saúde. É por estas razões que um estudo do desempenho dos esquemas, após cinco anos de implementação, é útil e oportuno.

1.2 GEOGRAFIA E SOCIODEMOGRAFIA

O Gana situa-se na costa ocidental de África e faz fronteira a norte com o Burkina Faso, a leste com o Togo, a oeste com a Costa do Marfim e a sul com o oceano Atlântico.

Tem uma população estimada de 23,3milhões. Cerca de um terço da população está estabelecida nas regiões de Ashanti (19,1%) e Greater Accra (15,4%). A esperança de vida é de 57 anos. A proporção de pessoas consideradas pobres e muito pobres é de 28,5% e 18,2%, respectivamente (GSS, 2008). Os níveis de pobreza estão desigualmente distribuídos entre regiões e entre zonas urbanas e rurais. (ver anexos 8&9).

A taxa de alfabetização é de 54% e é de 60% entre os homens e 40% entre as mulheres. Entre a população urbana, a taxa de alfabetização é de 72% e é de 41% entre a população rural. 31% da população nunca frequentou a escola (GSS, 2008).

1.3 SITUAÇÃO ECONÓMICA

O produto interno bruto (PIB) do Gana foi GHC17.600 milhões e a despesa geral do governo foi GHC9.006m em 2008 (OMS, 2010). A taxa de crescimento do PIB em 2008 foi de 6,2%, mas caiu para 4,7% em 2009. A inflação foi de 20% no final de 2009 (MOFEP, 2009-2010).

1.4 SISTEMA POLÍTICO E ADMINISTRATIVO

O Gana pratica uma democracia multipartidária. O governo é composto pelo executivo, o legislativo e o judiciário. Existem dez regiões administrativas, cada uma chefiada por um ministro. As regiões estão ainda divididas em 6 assembleias metropolitanas, 40 municipais e 124 distritos, cada uma encabeçada por um CEO. As condições para a criação de um município distrital ou metrópole incluem a dimensão da população, continuidade geográfica e viabilidade económica. Em termos de dimensão da população, os distritos, municípios e metrópoles devem ter um mínimo de 75.000, 95.000 e 250.000 habitantes, respectivamente. Além disso, os municípios e as metrópoles devem constituir assentamentos geográficos compactos únicos.

1.5 SISTEMA DE PRESTAÇÃO DE CUIDADOS DE SAÚDE

Morbilidade e mortalidade
A malária domina tanto os 10 principais casos OPD (41,6%) como IPD (13,4%) a nível nacional. É responsável por 55,4% da frequência de OPD entre as crianças com menos de 5 anos de idade (GHS, 2009). Duas razões plausíveis podem explicar estes dados: ou o paludismo é uma doença muito importante no Gana ou que alguns dos diagnósticos podem ser presuntivos (Adjepong et al. 2004).

A taxa de mortalidade materna institucional (MMR) foi de 200/100.000 nascidos vivos em 2008. Em 2007, a taxa de mortalidade de menores de cinco anos foi de 115/1.000 nados-vivos (MOH, 2009). Ver o anexo 10 para a lista das 10 principais causas de assiduidade, admissões e mortes dos OPD.

Organização do sistema de saúde
O sistema de prestação de cuidados de saúde no Gana está organizado a três níveis: primário, secundário e terciário, correspondendo aos níveis distrital, regional e hospital universitário. O nível primário é ainda organizado a três níveis: o hospital distrital, a clínica sub-distrital e o complexo do serviço de planeamento sanitário baseado na comunidade (CHPS).

A estrutura institucional do sistema de saúde pública é composta pelo Ministério da Saúde como decisor e regulador, o Serviço de Saúde do Gana e os Hospitais de Ensino como prestadores de cuidados e a Autoridade Nacional de Seguro de Saúde como financiadores/compradores da prestação de serviços de saúde. As funções de prestação de serviços do Serviço de Saúde do Gana são complementadas por prestadores de cuidados de saúde quasipúblicos, religiosos e privados.

O sistema de saúde pública é descentralizado. O Ministério da Saúde delegou as funções de prestação de serviços ao Serviço de Saúde do Gana (GHS), aos hospitais de ensino e à Associação Cristã de Saúde do Gana (CHAG). O GHS, por seu lado, também descentralizou as suas responsabilidades funcionais para as equipas regionais e distritais de gestão da saúde.

Prestação de serviços de saúde
As instalações de saúde pública, constituídas pelo Serviço de Saúde do Gana e pelos hospitais de ensino, representam cerca de 49% do total das instalações de saúde. O sector privado constitui cerca de 21%, as instituições CHAG representam 7%, enquanto as maternidades privadas constituem 17% e 6% "outras" (MOH, 2006).

Mão-de-obra da saúde e distribuição
A partir de 2008, havia um total de 52.258 trabalhadores no sector da saúde. Deste total, o GHS tem 54%, CHAG 13%, sector privado 10%, hospitais quase autónomos 8%, hospital universitário Korle-Bu 6%, hospital universitário Komfo Anokye 5% e organismos reguladores 0,8%. O rácio médico-população foi de 1:13,499; o rácio enfermeiro-população é de 1:1,353 e o rácio farmacêutico-população é de 1:14,286 (MOH, 2006; Toonen et al. 2010).

1.6 DESPESAS NACIONAIS COM A SAÚDE

O quadro 1 abaixo mostra uma tendência nas despesas de saúde ao longo dos anos.

Quadro 1: Despesas nacionais com a saúde

Indicadores	2006	2007	2008
Despesas totais com a saúde (THE) em % do PIB	6.1	8.3	7.8
Recursos externos sobre a saúde em % do PIB	19.3	10.3	10.0
Despesas das administrações públicas com a saúde (GGHE) em % do	43.3	51.6	49.7
Despesa privada em saúde como % do	56.7	48.4	50.3
GGHE em % das despesas das administrações públicas	6.6	10.7	7.6?
Fundos da segurança social como % da GGHE	16.4	48.6	37.4
Seguro privado como % PvtHE	5.9	5.9	5.9
Despesa extra-orçamental em % do PvtHE	78.0	79.3	79.2

Fonte: OMS, Contas Nacionais da Saúde, Relatório do Gana, 2010

A informação da conta nacional de saúde indica que o GGHE como percentagem do GHE é 7,6 mas no relatório anual do Ministério da Saúde de 2008, a dotação orçamental total do governo para o Ministério da Saúde foi de 14,9% do orçamento total.

CAPÍTULO DOIS: DECLARAÇÃO DO PROBLEMA, SIGNIFICADO DO ESTUDO E METODOLOGIA

2.1. DECLARAÇÃO DE PROBLEMA

O regime nacional de seguro de saúde foi estabelecido para melhorar o acesso financeiro da população, especialmente dos indigentes através da mutualização de riscos e da subsidiação cruzada de inscrições. Destina-se também a gerar receitas suficientes e a proporcionar rendimentos regulares e previsíveis aos prestadores de saúde acreditados e a encorajar a utilização eficiente dos recursos. Assim, o esquema desempenha três funções principais, nomeadamente, *geração de receitas, agrupamento de risco e compra de* serviços de saúde para os inscritos (Kutzin, 2000).

Vale a pena, contudo, notar que o esquema tem, nos últimos tempos, enfrentado uma série de desafios que podem minar o desempenho eficiente das suas funções. Estes incluem a emissão tardia de cartões de identificação para inscrições, reembolso tardio de prestadores, subsídios inadequados para esquemas de seguro mútuo de saúde distrital, cobertura inadequada dos pobres e indigentes, mecanismo de contribuição não equitativo, capacidade técnica e de gestão deficiente dos operadores de esquemas distritais, aplicação deficiente do mecanismo de reembolso de prestadores, capacidade deficiente dos esquemas distritais para gerar internamente receitas adequadas para complementar o subsídio do NHIA e fraco sistema de controlo da fraude.

O esquema tem sido amplamente considerado como não tendo um desempenho satisfatório. Esta percepção tem sido atribuída à descentralização da gestão do esquema para o nível distrital.

Caixa 1

DESCENTRALIZAÇÃO Collins (2010) define descentralização como a transferência de autoridade, recursos e responsabilidade do centro para o nível periférico e identifica a desconcentração, delegação e desconcentração como três tipos de descentralização, mas Witter et al (2000) acrescentam um quarto tipo - privatização. Com a desconcentração, os recursos, responsabilidades e autoridade são transferidos para a periferia, mas o controlo é mantido dentro do ministério de tutela. A delegação confere poderes de decisão de gestão a instituições semi-autónomas enquanto a desconcentração transfere autoridade, recursos e responsabilidades para os níveis governamentais locais e dá-lhes um "espaço de decisão" adequado (Bossert, sem data) para tomarem políticas e decisões de implementação a esse nível. A descentralização é uma característica chave da reforma do sector da saúde e tem a vantagem de promover parcerias com a comunidade local e de ajustar as decisões de atribuição de recursos às necessidades locais (Merson et al. 2006). As questões críticas, contudo, são o que descentralizar e se existe capacidade técnica suficiente a nível local para a implementar eficientemente.

Os críticos da descentralização defendem que a descentralização da gestão do esquema a nível distrital mina o poder do NHIA de impor medidas regulamentares para injectar alguma eficiência nas operações do esquema a nível distrital e também, nega a todo o esquema os benefícios do agrupamento de riscos em grande escala. Os defensores da descentralização da sua parte acreditam que, se bem implementada, a descentralização "permite uma maior eficiência e satisfação a nível local" (Ron, 1990; Collins, 2010) assegura a propriedade e participação da comunidade e oferece a oportunidade às partes interessadas de exigirem a responsabilização dos operadores do esquema, todos eles críticos para a sustentabilidade a longo prazo do esquema.

Este debate, no entanto, não teve em conta o desempenho dos esquemas individuais para determinar quaisquer variações que possam existir entre eles. Ignorou o facto de países pioneiros com experiência em seguros de saúde terem passado por longos períodos de transição de esquemas de saúde mútuos fragmentados para uma cobertura universal (Carrin e James, 2004). O Gana não é o único país que se aventurou num esquema de cobertura universal e, por conseguinte, qualquer discussão sobre o desempenho dos esquemas deve ser informada pelas experiências internacionais. Seria, portanto, interessante, no calor deste debate e apela ao governo para rever a política, para:

- avaliar o desempenho dos sistemas utilizando um quadro padrão para analisar o desempenho dos sistemas de seguros de saúde em todo o mundo,
- identificar os factores que explicam quaisquer variações no desempenho dos esquemas e determinar como a descentralização interage com estes factores.

2.2. SIGNIFICADO DO ESTUDO

O regime nacional de seguro de saúde foi introduzido em 2003 no meio de uma forte oposição de alguns dos principais interessados, com o argumento de que ainda não estavam criadas as condições para a sua implementação e que o governo "deveria apressar-se" e criar as infra-estruturas necessárias antes de o introduzir. Na sua fase inicial de implementação, alguns cidadãos recusaram-se a registar-se no sistema até se aperceberem que os membros registados estavam a usufruir de serviços de saúde gratuitos. Desde então, o esquema tem registado aumentos no patrocínio de 6,8% em 2006 para 53% em 2009 (NHIA, 2010), mas está repleto de problemas. Na sequência destes problemas, foram feitos apelos ao governo para rever a política e valerá a pena fazer um estudo para avaliar o desempenho dos esquemas e identificar quaisquer variações que possam existir entre eles para fornecer lições úteis para a atenção dos decisores políticos e reformadores. Os resultados do estudo fornecerão lições úteis para outros países do sub-Sahara.

2.3. OBJECTIVOS

Objectivo geral

Avaliar o desempenho dos esquemas de seguro mútuo de saúde distrital no Gana e identificar qualquer variação(ões) no desempenho a fim de fazer recomendações de intervenções para melhorar o desempenho global do esquema.

Objectivos específicos
1. Descrever a apólice nacional de seguro de saúde e o processo de implementação.

2. Para comparar o desempenho dos sistemas de seguro mútuo de saúde distrital.

3. Analisar os factores que influenciam o seu desempenho e quaisquer variações que possam existir entre eles.

4. Discutir como a descentralização interage com os factores que influenciam o desempenho dos esquemas.

5. Utilizar as lições do estudo para fazer recomendações para a melhoria do desempenho global dos

sistemas de seguro de saúde no Gana.

Beneficiários do estudo
A Autoridade Nacional de Seguros de Saúde, o Ministério da Saúde, o Ministério das Finanças e do Planeamento Económico, os Sistemas de Seguros de Saúde Mútuos Distritais, a rede de prestadores de serviços de saúde, os parceiros de desenvolvimento e os inscritos no sistema serão os beneficiários imediatos do estudo e, em última instância, o governo do Gana.

2.4. METODOLOGIA
Este estudo baseou-se principalmente na revisão bibliográfica com algum nível de comparação entre esquemas de seguro mútuo de saúde distrital seleccionados (dmhis).

Foi revista a literatura sobre seguros de saúde em todo o mundo. Foram revistos artigos publicados, artigos de discussão da OMS e resumos de políticas sobre seguros de saúde e financiamento da saúde. Foram revistos documentos sobre políticas de seguros de saúde no Gana e noutros países em desenvolvimento, assim como experiências de implementação documentadas de alguns países desenvolvidos. Foi revista literatura cinzenta, como relatórios anuais do NHIA, MOH e GHS; e relatórios de avaliação do sector da saúde. Foram feitas chamadas telefónicas a alguns operadores de esquemas no Gana para esclarecimento de alguns dados. Como parte deste estudo bibliográfico, foram revistos os quadros de análise dos esquemas de seguros de saúde (financiamento). Após cuidadosa deliberação, foi aplicado no estudo o quadro de Carrin e James para avaliar o desempenho dos esquemas de seguros de saúde.

6 esquemas (3 com inscrições altas e 3 com inscrições baixas) foram propositadamente seleccionados a partir de zonas distritais, municipais e metropolitanas, com base na sua inscrição para o estudo. Os dados de 2009 foram utilizados para análise. O quadro abaixo apresenta alguns dados de base das áreas de captação dos esquemas seleccionados para o estudo.

Quadro 2: Dados de base sobre as áreas de captação dos esquemas

Variável	Esquemas distritais		Esquemas Municipais		Esquemas sub-metropolitanos	
	Ashiedu Keteke	Dangwe Oeste	Bawku	Bolgatanga	Subin	Manhyia
cobertura	Alto	Baixo	Alto	Baixo	Alto	Baixo
População estimada						
População	136 462	148 909	212 557	158 658	182 513	565 676
Incidência da pobreza						
Regional	11.8	11.8	70.4	70.4	20.3	20.3

Localidade	10.6	27.7	60.1	60.1	6.9	6.9
Pessoal e fornecedor acreditado						
Instalações acreditadas	16	32	30	31	157	142
Pessoal da DMHIS HR	14	11	28	19	18	18

Fonte: NDPC, GPRS-2006; NHIA, 2009

A população estimada do distrito seleccionado varia entre 136.462 e 565.676. A incidência da pobreza nas regiões onde os esquemas estão localizados varia entre 11,8% e 70,4%, enquanto a incidência nos locais onde os esquemas estão localizados varia entre 6,9% e 60,1%. (ver anexos 8 e 9).

Os fornecedores acreditados para os esquemas variam entre 16 e 157. Incluem hospitais, clínicas, farmácias e centros de diagnóstico.

O pessoal que trabalha nos esquemas varia entre 11 e 18. Incluem sete membros do núcleo de pessoal composto por gestor, contabilista, responsável por reclamações, responsável pelos sistemas de informação de gestão (MIS), responsável pelas relações públicas (PRO), responsável pela introdução de dados (DEO) e um condutor. Foi contratado pessoal adicional com base nas necessidades específicas dos esquemas.

Limitações do estudo

O estudo não é isento de limitações. Em primeiro lugar, apenas 6 dos 145 esquemas foram seleccionados para o estudo. O preconceito do investigador pode também colocar algumas limitações ao estudo, uma vez que o investigador fez parte da equipa de iniciação e implementação de políticas. Eu, contudo, tentei despersonalizar-me das questões, a fim de fazer observações neutras para garantir a credibilidade do estudo.

Estratégia de pesquisa

Os artigos electrónicos sobre seguros de saúde no Gana e noutras partes do mundo foram procurados em revistas de revisão por pares através do PubMed, Medline, e do motor de busca de estudiosos Google, do sítio web da OMS, do Ministério da Saúde do Gana, do Serviço de Saúde do Gana e dos sítios web do governo local do Gana. Outros materiais não electrónicos foram procurados na biblioteca do KIT e na biblioteca da Vrije Universiteit. Foram também utilizados no estudo leitores de cursos relevantes e notas de palestras (apostilas).

Palavras-chave

As palavras-chave que foram utilizadas, quer unicamente ou em combinação com outras, incluem Gana, seguro mútuo de saúde, seguro social de saúde, seguro de saúde baseado na comunidade, quadro analítico, financiamento da saúde, países de baixo rendimento, África subsariana, fundo nacional de seguro de saúde, contas nacionais de saúde, sustentabilidade, e descentralização.

CAPÍTULO TRÊS: REVISÃO DA LITERATURA E ENQUADRAMENTO PARA AVALIAR O DESEMPENHO DOS SISTEMAS DE FINANCIAMENTO/SEGUROS DE SAÚDE

Este capítulo analisa a literatura sobre seguros de saúde e quadros para analisar o desempenho dos sistemas de seguro/financiamento de saúde.

3.1. INSTRUMENTOS DE FINANCIAMENTO DA SAÚDE

Os governos têm utilizado diversos mecanismos para mobilizar receitas para apoiar as actividades dos serviços de saúde, a fim de assegurar (i) um melhor acesso de todos aos serviços de saúde, (ii) a melhoria da qualidade dos serviços prestados, e (iii) que os prestadores e consumidores de serviços de saúde tenham os incentivos adequados para, respectivamente, oferecer e utilizar os serviços de forma eficiente. Entre os mecanismos encontram-se (1) sistema de financiamento (público) baseado em impostos, (2) financiamento externo, e (3) taxas de utilização (OMS, 2006), como descrito abaixo.

Financiamento público (baseado em impostos)

O financiamento baseado em impostos é a "fonte predominante para despesas de saúde em 106 dos 191 países membros da OMS" (Savedoff, 2004). As fontes de financiamento têm sido tipicamente os impostos directos e indirectos sobre bens, serviços e propriedades.

Com a base fiscal limitada da maioria dos países em desenvolvimento, juntamente com o grande sector informal, a maioria dos governos, especialmente os dos países em desenvolvimento, são incapazes de angariar fundos fiscais suficientes. Na década de 1970 e início da década de 1980, a maioria dos países começou a experimentar uma recessão económica e não conseguiu mobilizar receitas fiscais adequadas para apoiar os seus sistemas de financiamento da saúde baseados em impostos (Agyepong et al. 2008). Alguns governos introduziram, portanto, impostos adicionais para complementar o que é realizado a partir dos impostos existentes, a fim de fornecer serviços de saúde gratuitos para a população.

Financiamento externo para a saúde

Os parceiros de desenvolvimento da saúde fornecem financiamento para apoiar os orçamentos do sector da saúde nos países onde operam. Um acordo de financiamento actual dos doadores é a abordagem sectorial (SWAp) que se destina a reunir e coordenar o apoio dos doadores aos planos do sector da saúde (Bylmahers, 2010).

Taxas de utilização

As taxas de utilização são pagamentos feitos fora do bolso no ponto de utilização do serviço. Pensava-se que isto ajudava a gerar receitas a nível local, mas revelou-se regressivo e nega o fraco acesso aos serviços de saúde (Criel, 1998).

Um sistema de financiamento alternativo em consideração é o seguro de saúde, que é descrito na secção seguinte.

3.2. MODELOS DE SEGURO DE SAÚDE

Um fenómeno chave que surgiu como parte das reformas do sector da saúde é o seguro de saúde, cujos objectivos são (i) "melhorar a equidade no financiamento" e (ii) "proporcionar uma fonte de financiamento mais estável para o sector da saúde...". (OMS, 2006). Assume várias formas, incluindo

(i) seguro comercial privado, (ii) seguro social de saúde e (iii) seguro mútuo de saúde baseado na comunidade.

Seguro de saúde comercial privado
Os seguros de saúde comerciais privados estão orientados para o lucro e são na sua maioria acessíveis apenas aos ricos. Os prémios são classificados como de risco e os indivíduos de alto risco poderiam ser negados de subscrição cobrando prémios elevados. Alguns analistas, contudo, sustentam que, ao absorverem os ricos e saudáveis, os regimes de seguros privados fornecem alguma forma de benefícios aos pobres, não concorrendo com eles por serviços de saúde financiados por impostos.

Seguro social de saúde
O seguro social de saúde, tradicionalmente, está organizado em torno de empregados que contribuem com uma percentagem dos seus rendimentos, complementada pelos seus empregadores, para um fundo de saúde para cobrir os seus custos de cuidados de saúde e os dos seus dependentes. Os sistemas de seguro social de saúde adquirem serviços de prestadores contratados para os seus clientes e, em alguns casos, operam os seus próprios serviços de saúde para satisfazer as necessidades dos seus subscritores.

Seguro mútuo de saúde de base comunitária (CBMHIS)
O CBMHIS é um esquema de pré-pagamento iniciado e organizado pela população local. Podem aderir ao CBMHIS os trabalhadores sazonais que auferem rendimentos, tais como agricultores e pequenos trabalhadores independentes. A CBMHIS contribuiu para a adopção e estabelecimento de esquemas de seguro de saúde na maioria dos países da África subsaariana, incluindo o Gana.

3.6. QUADRO DE AVALIAÇÃO DO DESEMPENHO DOS SISTEMAS DE SEGURO/FINANCIAMENTO DA SAÚDE

Entre as quatro funções críticas de um sistema de saúde está o financiamento que visa proporcionar um financiamento adequado para o sector da saúde e assegurar a existência de mecanismos apropriados para garantir a cada indivíduo, tanto geográfico como financeiro, o acesso a serviços básicos de saúde acessíveis e de qualidade (Muiser, 2007). O desempenho bem sucedido desta função depende da capacidade do sistema de, (i) gerar recursos suficientes e sustentáveis, (ii) assegurar que todos tenham acesso financeiro equitativo aos serviços básicos de saúde e (iii) optimizar a utilização de recursos (Carrin e James; 2004, Kutzin, 2000; Murray e Frenk, sem data).

Carrin e James (2004) desenvolveram um quadro analítico baseado em 8 processos, nomeadamente (i) cobertura da população (ii) método de financiamento (**geração de receitas**), (iii) composição dos pools de risco, (iv) fragmentação do pool de risco (v) gestão do(s) pool(s) de risco (**pooling de risco**), (vi) pacote de benefícios, (vii) organização dos serviços de saúde e (viii) eficiência administrativa (**compras**), que procuram facilitar a concepção e análise do desempenho dos sistemas de financiamento da saúde (seguros). Este quadro, tal como descrito abaixo, foi utilizado para avaliar o desempenho dos esquemas de seguro mútuo de saúde distrital.

Figura1: Quadro para analisar o desempenho do sistema de financiamento da saúde (seguros)

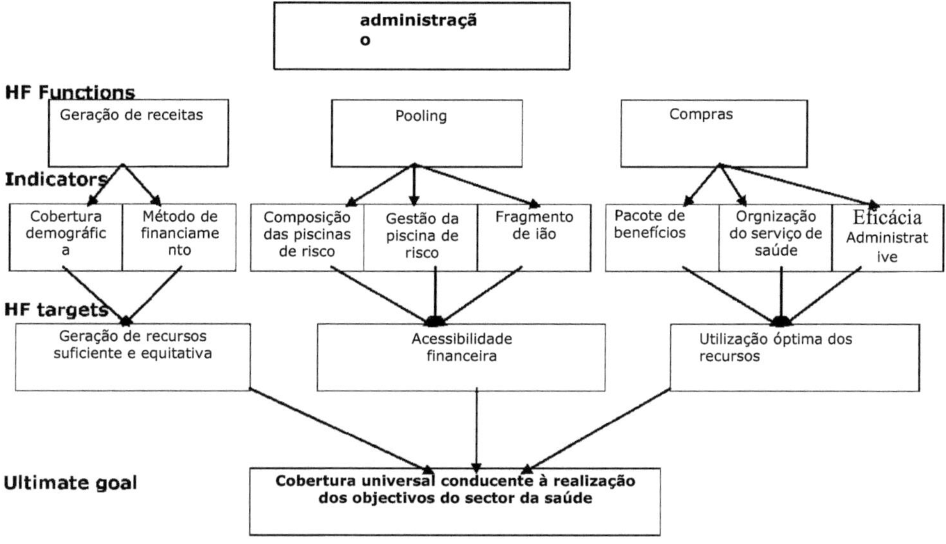

Adaptado de Carrin & James, 2004.

Geração de receitas

O objectivo final da função de geração de receitas é mobilizar fundos suficientes de uma forma equitativa e sustentável para financiar o esquema. A consecução deste objectivo exige uma ampla base de membros e um calendário de pagamentos que permita a todos contribuir de acordo com a sua capacidade de assegurar equidade e equidade no financiamento (OIT; GTZ; OMS, 2007) de modo a evitar a experiência ruandesa em que a taxa fixa de adesão não conseguiu gerar recursos suficientes para financiar integralmente os custos dos serviços de saúde e não permitiu a subvenção cruzada (MOH ruandês e OMS, 2009). Uma forma indolor de contribuir para os custos dos cuidados de saúde é através de uma contribuição pré-paga que deve ser proporcionalmente mais elevada do que os pagamentos do OOP para assegurar uma protecção adequada contra despesas catastróficas. Isto é importante porque estudos demonstraram que cerca de 13% dos agregados familiares se envolvem em despesas catastróficas num determinado ano, enquanto cerca de 6% são empurrados para baixo do limiar de pobreza devido às despesas do PON nos estabelecimentos de saúde (Carrin et al. 2008). Carrin e James (2004) propõem assim entre 70% e 90% de pré-pagamentos sobre despesas sociais no âmbito da despesa total com a saúde.

Pooling

O objectivo final do agrupamento é assegurar a acessibilidade financeira e a sustentabilidade do esquema. Procura assegurar que o risco de pagamento dos custos dos cuidados de saúde seja repartido por grupos socioeconómicos mais vastos para reduzir as despesas catastróficas dos indivíduos. Estudos demonstraram que um sistema de financiamento que os pools de risco visam grupos sociais específicos não permite a equalização do risco entre diferentes grupos socioeconómicos (Carrin e James, 2004) e, neste caso, os pools com inscrições de alto risco sofrem de sustentabilidade na ausência de um mecanismo de equalização do risco para proporcionar protecção adequada a todos.

Compras

A compra refere-se à utilização de contribuições agrupadas para adquirir estrategicamente um pacote definido de serviços de saúde a prestadores acreditados, a fim de alcançar qualidade e eficiência na prestação e utilização de serviços, bem como a equidade (Carrin, 2003). Isto depende da forma como o **sistema de saúde está organizado** para criar incentivos para que tanto os prestadores como os inscritos utilizem os recursos de forma eficiente, tipo de mecanismo de pagamento adoptado para influenciar o comportamento dos prestadores e o nível de **eficiência administrativa**. Cichon et al (1999) notaram que as despesas administrativas poderiam ser uma fonte de desperdício nos sistemas de seguros e que o nível de custos depende da complexidade do pacote de prestações, do sistema de reembolso, dos meios de cobrança das contribuições e da idade do sistema. Carrin et al (2005) sugerem que quando o **pacote de prestações** inclui serviços hospitalares, podem ser evitadas despesas catastróficas para reduzir o risco de empobrecimento.

Pré-condições

Para atingir o objectivo final das funções de financiamento da saúde, algumas condições devem existir previamente. Estas incluem crescimento económico e níveis de rendimento, estrutura da economia, capacidade administrativa, solidariedade e participação comunitária (Carrin, 2002). Estas são necessárias antes e durante a implementação.

Os governos precisam de receitas suficientes para investir em infra-estruturas de saúde para posicionar o sistema de modo a prestar os serviços necessários ao abrigo do regime de seguros e para proporcionar um mecanismo de perequação de riscos que permita alcançar equidade no acesso e no financiamento. Uma vez que tais fundos podem ter de provir de impostos, a base fiscal deve ser suficientemente ampla e os princípios básicos de tributação devem ser aceites por todos para evitar a evasão fiscal e a fuga de receitas (Carrin, 2003). Isto depende também do crescimento económico que irá gerar emprego para que as massas mais amplas possam pagar impostos e prémios de seguros (Carrin, 2003).

A estrutura da economia é um factor determinante para alcançar uma cobertura universal. Uma economia com um grande sector informal coloca dificuldades administrativas, não só em termos de avaliação de potenciais membros para o pagamento de prémios, mas também para a sua cobrança. Coloca também dificuldades na cobrança dos impostos necessários para igualizar o risco entre os grupos de risco.

A capacidade de gestão para gerir um esquema de âmbito nacional é outro factor crítico que influencia uma cobertura universal. O seguro de saúde é uma área técnica que requer perícia em áreas como gestão, actuarial, sinistros, contabilidade e monitorização para o gerir com sucesso.

A disponibilidade de serviços de saúde garante os benefícios a que os inscritos terão direito, sendo, portanto, uma condição importante para alcançar os objectivos de financiamento da saúde. Isto requer esforços conscientes dos governos para colmatar as lacunas de desigualdade no acesso geográfico aos serviços de saúde, a fim de atrair membros para o esquema.

A instabilidade política destrói as economias e perturba os sistemas de saúde. Uma economia frágil e um sistema de saúde perturbado não podem garantir os benefícios que atraem os indivíduos a aderir a esquemas de seguros. Também distorce os planos e políticas do sector da saúde. A estabilidade política é, portanto, um factor crítico para garantir uma cobertura universal.

A solidariedade entre a população é também fundamental para o sucesso da realização dos objectivos de financiamento da saúde. Nos casos em que a solidariedade é elevada, seria atingido o máximo de mutualização para assegurar a equalização do risco entre os inscritos.

CAPÍTULO QUATRO: CONCLUSÕES

Neste capítulo, o quadro apresentado no capítulo três é aplicado ao esquema a nível nacional, em primeiro lugar, e subsequentemente aos esquemas de seguro mútuo de saúde distritais seleccionados, sendo apresentados os resultados baseados na literatura/ dados NHIA revistos. A fim de preparar o terreno para estes resultados, as duas secções seguintes darão primeiro uma descrição mais geral do financiamento dos cuidados de saúde no Gana e do sistema nacional de seguro de saúde.

4.1 FINANCIAMENTO DA SAÚDE NO GANA

O financiamento da saúde no Gana começou com um sistema universal financiado por impostos, mas não pôde ser sustentado devido à diminuição dos recursos económicos experimentada nas décadas de 1970 e 1980. Em 1985, o governo introduziu taxas de utilização nas instalações de saúde pública, mas isto resultou numa queda na utilização (Adjepong, 2008). A política de isenções introduzida em 1997 foi mal implementada e não conseguiu atingir o seu objectivo pretendido. Em 2003, o seguro de saúde foi introduzido para complementar e ou substituir as fontes de financiamento existentes, tal como descrito abaixo.

Quadro 3: Tendências orçamentais do sector da saúde pública-2007-2009

Quantidades em milhões de GHC						
Fonte orçamental	**2007**	**%**	**2008**	**%**	**2009**	**%**
Governo do Gana	258 190.00	44	268 517.00	32	344 398.00	34
Apoio orçamental do Fundo/Sector da Saúde	18 900.00	3	126 731.00	15	63 981.00	6
Fundos destinados	78 583.00	13	92 191.00	11	18 602.00	2
Taxas de utilização	52 100	9	115 070.00	14	108 312.00	11
NHIF	175 909.00	30	235 430.00	28	462 940.00	46
HIPC	9 500.00	2	6 485.00	1	11 427.00	1
Total	593 182.00	100	844 424.00	100	1 009 660.00	100

Fonte: GHS, Relatório Anual de 2009.

Dotação orçamental do Governo do Gana (GOG) para o sector da saúde
A dotação orçamental do Governo do Gana (GOG) para o sector da saúde refere-se ao montante em dinheiro, representando uma proporção do orçamento anual que é destinada à prestação de serviços de saúde no país.

Fundos Gerados Internamente (OOP e Seguros)
Os fundos gerados internamente (IGF) são dinheiros gerados pelos hospitais e clínicas através da cobrança de taxas de utilização aos pacientes que acedem aos seus serviços. As duas principais fontes do IGF são os pagamentos directos de doentes que não estão cobertos por seguros, e o reembolso pelo seguro de saúde ao

prestador por serviços prestados a clientes segurados. Actualmente nas instalações de saúde públicas e CHAG, a maior parte do IGF é gerada pela prestação de serviços a clientes de seguros de saúde. Relatórios (GHS, 2009) indicam que a contribuição do seguro de saúde para o IGF nos estabelecimentos de saúde públicos é de 80%.

Fundos dos doadores (DF)
Os fundos dos doadores são o dinheiro com que os parceiros de desenvolvimento no sector da saúde do Gana contribuem para apoiar o investimento no sector da saúde. É composto por apoio orçamental sectorial, fundos destinados e alívio PPME. Em 2009, a contribuição percentual do DF foi de 9% (GHS, 2009).

4.2. O REGIME NACIONAL DE SEGURO DE SAÚDE

Visão e objectivo final
A visão do governo ao instituir o esquema de seguro de saúde foi "assegurar o acesso universal equitativo de todos os residentes do Gana a uma qualidade aceitável de serviços de saúde essenciais sem que seja necessário um pagamento fora do bolso (OOP) no ponto de utilização do serviço" (MOH, 2004). O objectivo final é substituir os pagamentos do PON por esquemas de pré-pagamento. Espera-se que todos os residentes no Gana pertençam a um esquema de seguro de saúde.

Objectivo político e princípios subjacentes
O objectivo é agrupar os riscos, reduzir o peso das despesas de saúde dos indivíduos e alcançar uma melhor taxa de utilização dos serviços de saúde. Ao abrigo deste esquema, "os ricos subsidiam os pobres; os saudáveis subsidiam os doentes e os economicamente activos pagam as crianças, os idosos e os indigentes". Destina-se a proteger os vulneráveis na sociedade através do "princípio da equidade, solidariedade, partilha de riscos, subsidiação cruzada, resseguro, subscrição/ propriedade comunitária, boa governação e responsabilização na prestação de cuidados de saúde" (MOH, 2004).

Tipo de esquemas
A lei dos seguros de saúde estabelece três tipos de esquemas, nomeadamente esquemas mutualistas distritais, mutualistas privados e esquemas comerciais privados. As mútuas distritais são esquemas de seguro de saúde públicos com base no distrito, parcialmente financiados através de impostos especiais. As mútuas privadas podem ser estabelecidas por qualquer grupo de pessoas residentes no país e o regime comercial privado pode ser estabelecido por uma pessoa colectiva registada como sociedade de responsabilidade limitada. Actualmente, existem 145 DMHISs e 4 esquemas de mútuas privadas. Outra mútua privada e um esquema comercial privado estão à espera de licença para operar.

O DMHIS, desafios antecipados e concepção do esquema
Os decisores políticos reconheceram a dificuldade em cobrar prémios do sector não formal da economia, especialmente as pessoas que vivem abaixo do limiar da pobreza e incorporados nos mecanismos de concepção para chegar até elas (MOH, 2004). O esquema foi, portanto, baseado na abordagem do seguro mútuo de saúde baseado na comunidade, fundindo-o com o sistema de seguro de saúde social para produzir um híbrido que procura assegurar um grande agrupamento de recursos e subvenções cruzadas entre os segurados.

A fim de alcançar uma cobertura universal e equitativa, todos os residentes são obrigados por lei a pertencer a qualquer um dos esquemas estabelecidos por lei. Os trabalhadores do sector formal, seja em organizações públicas ou privadas, são membros automáticos e contribuem com 2,5% das suas 17,5% de contribuições para a segurança social como prémio. Os membros do sector informal pagam um prémio graduado com base na capacidade de pagamento enquanto os pobres de base (indigentes), as crianças com menos de 18 anos, com idade superior a 70 anos e os pensionistas da SSNIT têm as suas contribuições pagas pelo NHIF. Todos os membros registados têm direito a um pacote de prestações mínimas.

O fundo nacional de seguro de saúde

O Fundo Nacional de Seguro de Saúde (NHIF) foi criado *"para fornecer financiamento para subsidiar o custo da prestação de serviços de saúde a membros de esquemas de seguro mútuo de saúde distrital licenciados pela Autoridade"* (GOG, 2003). Especificamente, o fundo procura

   a. fornecer subsídio de um nível determinado pelo Conselho para regimes de seguro mútuo de saúde distrital.
   b. reassegurar esquemas mútuos distritais contra custos excessivos.
   c. reservar dinheiro para cobrir os custos dos cuidados de saúde dos indigentes.
   d. Apoio à prestação ou acesso a serviços de saúde.
   e. investir em outros programas facilitadores para promover o acesso aos serviços de saúde

Fontes de financiamento e fluxo de fundos dentro do NHIS

As fontes de financiamento do NHIF são 2,5% de contribuição para o seguro de saúde (NHIL), 2,5% de contribuições para o seguro social de saúde do fundo de pensões dos trabalhadores do sector formal, retorno do investimento e prémio dos contribuintes do sector informal (detidos a nível dos respectivos distritos). O Ministério das Finanças e Planeamento Económico (MOFEP) cobra o NHIL através das agências de cobrança de receitas e recebe em nome do NHIF, deduções de 2,5% do SSNIT, sendo os prémios dos trabalhadores do sector formal. O MOFEP transfere então o dinheiro para o NHIF. Segundo o NHIA (2009) NHIL constitui cerca de 70% das entradas totais, os fundos da SSNIT representam 25%, e os prémios cobrados do sector informal representam 5%. O NHIA desembolsa os fundos para os esquemas distritais para o pagamento dos provedores acreditados e transfere, anualmente, 5% do total dos influxos para o Ministério da Saúde para apoiar os investimentos dos serviços de saúde. (Ver figura 2 abaixo).

Figura 2: fontes de financiamento e fluxo de fundos dentro do NHIS

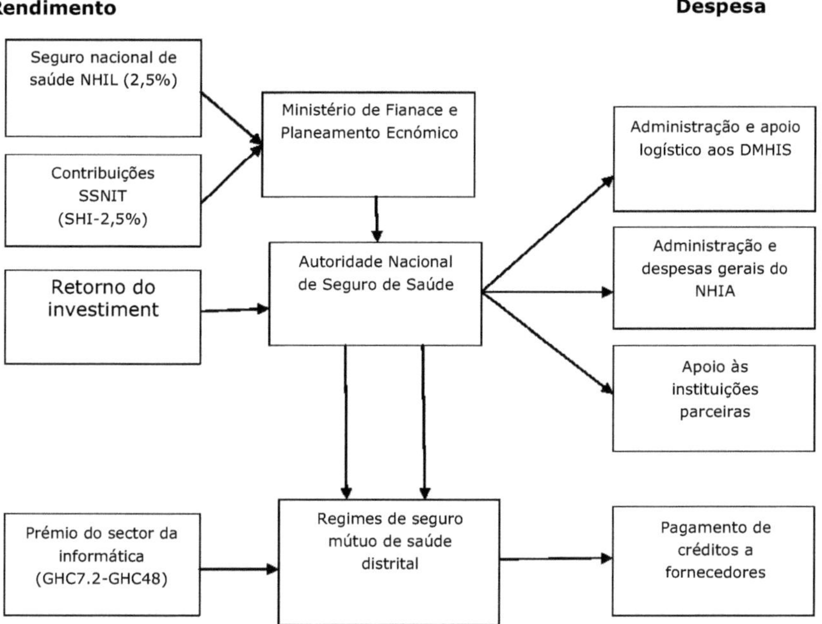

Interacção entre o seguro de saúde e os prestadores

O sistema nacional de seguro de saúde funciona a nível distrital onde os membros são registados e emitidos cartões de identificação. Existem três categorias de membros segurados: (i) os membros que pagam directamente o prémio, (ii) os contribuintes da segurança social e (iii) o grupo isento. O grupo isento inclui pensionistas, pessoas com 70 anos ou mais, crianças com menos de 18 anos de idade, mulheres grávidas e indigentes.

Todos os membros estão registados no serviço distrital de seguro de saúde ou na comunidade onde vivem por agentes de registo de seguro de saúde. Eles pagam uma taxa de registo de GHC4.00 por membro. Além disso, os membros pagadores de prémios directos pagam prémios que variam entre GHC7,20 e GHC48,00, dependendo da sua classificação social. Os agentes de registo recebem cartões no prazo de 6 meses após o registo. O período de espera de 6 meses é único, e destina-se a controlar a selecção adversa.

Ao receberem os seus cartões, os membros que adoecem apresentam-se em qualquer prestador de serviços de saúde acreditado para tratamento. Os membros são obrigados por lei a utilizar o prestador primário como primeiro ponto de contacto em caso de doença. Os prestadores de cuidados primários são constituídos pela rede de prestadores de cuidados de saúde acreditados de primeira linha, incluindo o hospital distrital ou o seu equivalente dentro do distrito. Os doentes podem, contudo, ser encaminhados dos prestadores de serviços de primeira linha para os níveis secundário ou terciário, conforme a sua condição o exija. Os membros têm direito a um pacote definido de serviços básicos de saúde (ver anexo 12), incluindo medicamentos na lista nacional de medicamentos do seguro de saúde (NHIML).

Os prestadores de cuidados de saúde têm até 8 semanas a partir do momento em que um membro acedeu aos seus serviços para apresentar o pedido de reembolso ao esquema de seguro onde o paciente está registado como membro para reembolso. O pedido é então processado pelo esquema e o valor monetário pago ao prestador de cuidados de saúde por cheque. Os pedidos de reembolso que cobrem serviços que estão fora do pacote de prestações, incluindo medicamentos fora do NHIML, são rejeitados pelo esquema. O esquema de seguro de saúde tem então até 4 semanas após a recepção do pedido para processar e pagar os pedidos válidos ao prestador de serviços.

4.4 APLICAÇÃO DO ENQUADRAMENTO A NÍVEL NACIONAL

4.4.1 GERAÇÃO DE RECEITAS

Cobertura demográfica
A lei nacional do seguro de saúde exige que todos os residentes no Gana pertençam a qualquer um dos três regimes de seguro de saúde. Isto implica que o esquema está aberto a todos (universal). Até ao final de 2009,
14.1 milhões (60%) dos 23,5 milhões estimados de pessoas tinham sido inscritas no esquema e 12,5 (53,1%) tinham recebido cartões de identificação. 7% delas não tinham tido os seus cartões, mesmo após o período de espera de 6 meses. A figura 3 abaixo mostra a cobertura por sub-categorias de população a nível nacional.

Figura 3: Cobertura demográfica 2009: Subgrupos da população nacional

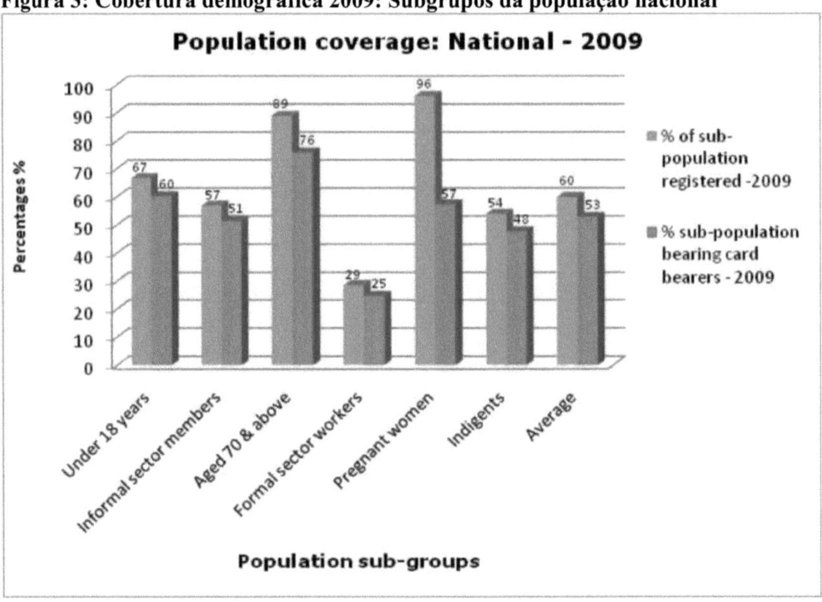

(ver o quadro no anexo 1)

Método de financiamento
A despesa das administrações públicas em saúde (GGHE) como percentagem da despesa total em saúde (THE) aumentou de 43,3% em 2006 para 49,7% em 2008 (OMS, 2010). Os 49,7% ficam abaixo

dos 70%-90% de contribuições pré-pagas recomendadas (Carrin e James, 2004) mas mostram uma melhoria em relação ao nível de 2006. Além disso, compara favoravelmente com outros países da África Subsaariana, tais como Ruanda-47%, África do Sul-40,3%, Nigéria-24,7%, e Uganda 22,6% (OMS, 2010). Os fundos da segurança social como percentagem do GGHE foi de 37,4%. O seguro privado como percentagem do THE é de 5,6%. A tendência ao longo dos anos a partir de 1995 mostra uma queda gradual na despesa do OOP, que foi de 40% em 2008. Os dados sobre as despesas de saúde das famílias não estavam disponíveis para determinar a proporção das contribuições de pré-pagamento. No entanto, o pré-pagamento (NHIS) como percentagem do total das taxas de utilização nos serviços públicos de saúde aumentou de 77% em 2007 para 81% em 2009 (GHS, 2009).

Deve também notar-se que os membros não fazem quaisquer co-pagamentos, excepto que o pacote de benefícios não é abrangente e os membros que recebem serviços, incluindo medicamentos, fora do pacote pagam o custo associado a partir do bolso. O prémio dos membros do sector informal é graduado (anexo 11) para assegurar equidade e equidade na contribuição.

4.4.2 POOLING

Composição da(s) reserva(s) de risco
O seguro de saúde do Gana é obrigatório para todos os residentes. Existe um único fundo comum a nível nacional para os esquemas mútuos (públicos) distritais. Todos os empregados do sector formal no fundo de pensões SSNIT são obrigatoriamente inscritos. Todos os outros subgrupos da população, com excepção dos trabalhadores do sector informal, têm cobertura gratuita. 51% dos potenciais membros do sector informal estão inscritos. No entanto, a cobertura de indigentes escalonou cerca de 47% da população indigente estimada (D'Almeida, 2009; NHIA, 2010). Isto pode dever-se aos rigorosos critérios de elegibilidade para determinar os indigentes para isenção e dificuldade na sua aplicação (Appiah et al. 2010).

Fragmentação da reserva de risco
A lei do seguro de saúde estabelece três regimes de seguro de saúde. O governo, contudo, subsidia as operações dos regimes de seguro mútuo de saúde do distrito. Do ponto de vista nacional, ver-se-ia o esquema como fragmentado (145 esquemas distritais), mas existe um único fundo comum nacional que procura estabilizar os riscos entre os fundos comuns nos distritos e os fundos comuns internos aos níveis distritais utilizados para complementar os subsídios nacionais. O problema, contudo, é que as 3 regiões do norte e a região central são as mais pobres do Gana, e os esquemas nestas regiões podem não ser capazes de gerar muitas receitas internamente, em comparação com esquemas noutras regiões para assegurar a sua sustentabilidade.

Isto traz à tona a questão da integração de esquemas distritais num esquema nacional único, mas embora os pools de risco únicos tenham algumas vantagens técnicas sobre os pools de risco múltiplos, também se pode querer considerar as vantagens dos pools múltiplos. Os pools em áreas geográficas limitadas são capazes de transmitir informação aos interessados mais facilmente do que os pools únicos distantes e tal partilha de informação aumenta a confiança dos inscritos nos esquemas e encoraja-os a partilhar os riscos voluntariamente para assegurar o pooling (Carrin et al. 2005).

Um equilíbrio entre os dois poderia ser uma fusão de esquemas dentro de áreas geográficas contíguas, tal como foi expresso no Parlamento durante a segunda leitura e discussão do projecto de lei do seguro nacional de saúde (Gana, 2003). Dito isto, uma alternativa a um sistema de pagamento único foi a criação de interligação entre os esquemas distritais individuais através do mecanismo de equalização de riscos e a criação do NHIF (GOG, 2003; Carrin et al. 2005) para fornecer subsídios acrósticos aos esquemas.

Gestão da(s) reserva(s) de risco
Este critério de avaliação é abordado juntamente com a eficiência administrativa na página 24.

4.4.3 COMPRAS

Pacote de benefícios
O pacote de benefícios abrange quase todos os serviços, incluindo a admissão para fornecer protecção adequada contra despesas catastróficas e minimizar o empobrecimento resultante dos pagamentos do PON (Carrin, 2003). No entanto, para além do sistema de portões, não há incentivos por parte dos prestadores e dos inscritos para, respectivamente, prestarem e utilizarem os serviços de forma racional. O mecanismo de pagamento do prestador encoraja a procura de serviços e referências induzida pelo prestador, enquanto que a falta de co-pagamentos permite que os inscritos se envolvam em compras do prestador (NHIA, 2009-2010).

Para assegurar a equidade e a qualidade a nível do fornecedor, os fornecedores são submetidos a acreditação. A partir de agora está limitada aos prestadores privados, mas estão também em curso planos para a acreditação de instalações públicas e CHAG.
Foi criada uma equipa de auditoria clínica para assegurar a "garantia de qualidade da estrutura e do processo (...) dos benefícios médicos" (Ron, 1990).

Organização de cuidados de saúde
O esquema de seguro de saúde foi concebido para criar incentivos para influenciar o comportamento tanto do fornecedor como do consumidor. Do lado do prestador, é aplicado o mecanismo de pagamento de GDH e as tarifas são concebidas com base em níveis de cuidados. Constata-se que os GDH diminuíram os custos para o programa Medicare dos EUA e a duração da estadia em hospitais na Alemanha (Carrin e Piya, 2003). No Gana, contudo, o problema é a categorização dos serviços em serviços "agrupados" e "desagregados". Os serviços agrupados permitem aos prestadores fornecer todos os tipos de serviços necessários para gerir um caso e receber um montante fixo; e os serviços desagregados permitem-lhes desembrulhar e fornecer serviços para taxas discriminadas. Outra questão é a categorização das doenças de acordo com a sua gravidade, que incentiva os prestadores a "jogar" o sistema através do diagnóstico de casos que atraem tarifas mais elevadas.

Do lado do consumidor, está em vigor um sistema de porteiro para orientar os consumidores para os níveis apropriados de cuidados. Exige a inscrição no serviço de cuidados primários como primeiro ponto de acesso a todos os serviços ambulatoriais, mas o sistema de porteiro é frequentemente desprezado por falta de cooperação por parte dos prestadores de cuidados aos níveis mais elevados de cuidados, possivelmente porque eles derivam a maior parte das suas taxas de utilização de clientes segurados.

Eficiência administrativa
Desde a sua criação, o NHIA gastou menos de 10% do total de influxos na administração (NHIA, 2009). Isto não inclui, contudo, os custos administrativos sobre as reclamações processadas nas instalações de saúde para apresentação ao esquema. Com o início da acreditação dos prestadores, espera-se que o custo administrativo vá além dos actuais 10% dos influxos.

4.5 APLICAÇÃO DO ENQUADRAMENTO EM DMHIS SELECCIONADOS

A aplicação do quadro aos esquemas seleccionados limita-se a três questões-chave em relação às três principais subfunções, nomeadamente (i) *Cobrança de receitas:* cobertura da população para determinar a percentagem real da população dos esquemas que beneficiam de seguros, e mobilização de receitas a nível distrital para determinar a capacidade dos esquemas para mobilizar fundos adicionais para complementar o subsídio do NHIA (ii) *Pooling:* examinar a composição dos pools de risco, e (iii) *Compras:* comparar a eficiência administrativa dos esquemas em termos de percentagem do rendimento gasto em administração e as suas despesas com sinistros por habitante em relação ao prémio médio recebido. As outras questões foram abordadas no ponto 4.1 supra.

4.5.1 GERAÇÃO DE RECEITAS

Cobertura demográfica

Os dados sobre a percentagem da população total registada e a população com cartões de identificação em cada uma das zonas de captação dos esquemas em 2009 foram revistos e as conclusões seguintes foram as seguintes

Figura 4: Cobertura demográfica por DMHIS - 2009

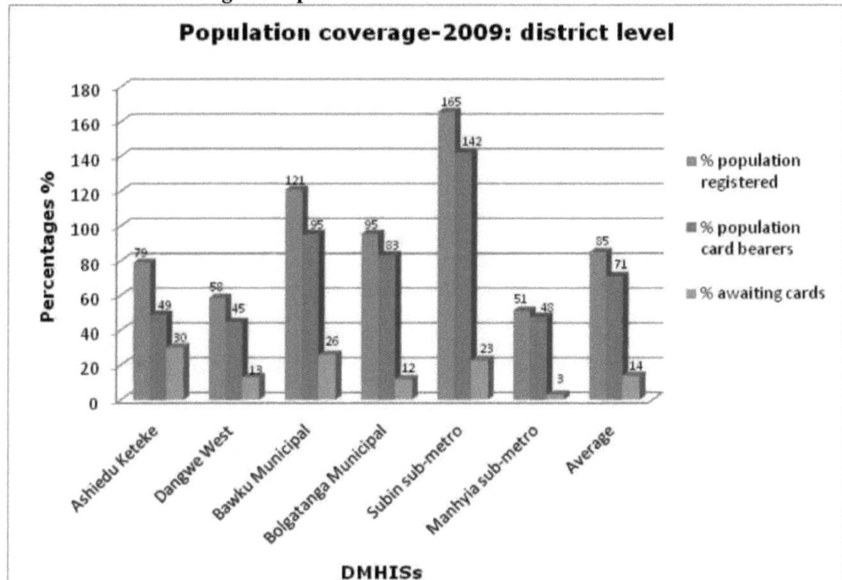

Como se pode deduzir da figura 4 acima, entre os dois esquemas distritais, Ashiedu Keteke (AK) registou 79% da sua população de captação, mas 49% têm cartões de identificação. Assim, 30% dos beneficiários elegíveis vêem-se privados dos serviços de saúde. Dangwe West (DW) registou 58% da população, mas 45% tem cartões e 13% tem benefícios negados. Comparando a percentagem de inscrições e cartões de identificação emitidos entre os dois distritos, AK parece ter um melhor desempenho, considerando que o cartão com cartão garante o acesso aos benefícios do seguro. Por outro lado, a DW tem menos inscrições à espera de cartões em comparação com a AK.

Relativamente aos esquemas municipais, Bolgatanga (BOL) registou 95% da sua população, 83% são portadores de cartões e 12% estão à espera de cartões. Bawku (BAW) registou 121% da sua população, 95% estão a usufruir de benefícios de seguro de saúde e 26% de benefícios negados. A cobertura destes esquemas parece impressionante, mas comparada com a média nacional de 53%; parecem ser mais outliers. Algumas razões plausíveis podem ser a incorrecção do número da população alvo e a atracção que os esquemas podem ter para os subscritores de distritos adjacentes. Comparando o seu desempenho, pode-se considerar o BAW como tendo melhor desempenho na emissão de cartões de identificação em comparação com o BOL, tendo em conta que a posse de cartões garante o acesso a benefícios de seguro. No entanto, em termos de atraso, o BOL está melhor colocado do que o BAW, tendo o primeiro um atraso de 12% e o segundo uma variação de 26% mostrando uma variação de 14%.

Manhyia sub-metro scheme (MAN) registou 51% da sua população e 48% são portadores de cartões, enquanto que Subin sub-metro scheme (SUB) registou 165% com 142% de cartões de portador. 3% dos inscritos no MAN e 23% no SUB ainda não receberam os seus cartões. A variação na cobertura entre os dois esquemas sub-metro indicam que a SUB tem mais 20% de inscrições do que as da MAN sendo negadas as prestações do seguro de saúde e, portanto, a SUB tem mais probabilidades de perder a confiança dos inscritos em comparação com a MAN.

Olhando para a acumulação de cartões de identificação entre os 6 esquemas, verifica-se que MAN-3%, DW-13% e BOL- 12% estão dentro da média dos 6 (14%) e podem ser considerados uma situação geral. Por outro lado, AK (30%), BAW (26%) e SUB (23%) afastam-se muito da média, o que pode parecer uma situação invulgar que exige preocupação de gestão. Razões plausíveis para as variações e por que razão alguns esquemas ultrapassaram os 100% de registo são discutidas no capítulo 5.

Mobilização de receitas a nível do esquema distrital
A Figura 5 abaixo mostra diferenças na capacidade de geração de rendimentos entre esquemas no mesmo agrupamento e entre todos os esquemas. As receitas percentuais mobilizadas aos níveis dos esquemas em relação aos seus influxos totais variam entre 6% e 16%, o que dá uma média de 11%. Mas para o número limitado de esquemas de amostragem, o que torna difícil generalizar os resultados, poder-se-ia dizer que os resultados contradizem a alegação do NHIA de que as receitas geradas ao nível do esquema constituem apenas 5% dos influxos para o NHIF.

Geralmente, contudo, os esquemas distritais (AK-16% e DW-14%) parecem gerar rendimentos suplementares relativamente mais elevados em proporção aos seus influxos totais em comparação com os esquemas municipais e sub-metro.

Figura 5: Capacidade dos esquemas para mobilizar rendimentos adicionais

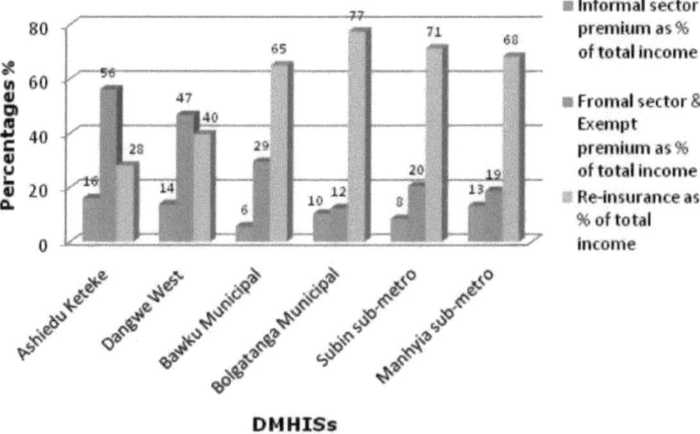

(ver o quadro no anexo 3)

4.5.2 POOLING

Composição das piscinas de risco

Idealmente, o desempenho do esquema em termos de composição dos grupos de risco deveria ser medido em relação aos respectivos subgrupos populacionais potenciais, mas os dados específicos do distrito sobre os subgrupos populacionais não estavam disponíveis. Na ausência disso, este indicador é aplicado para medir as percentagens dos subgrupos da população dentro do número total de inscritos em cada esquema.

Figura 6: Composição da reserva de risco com base no total de membros registados dos esquemas

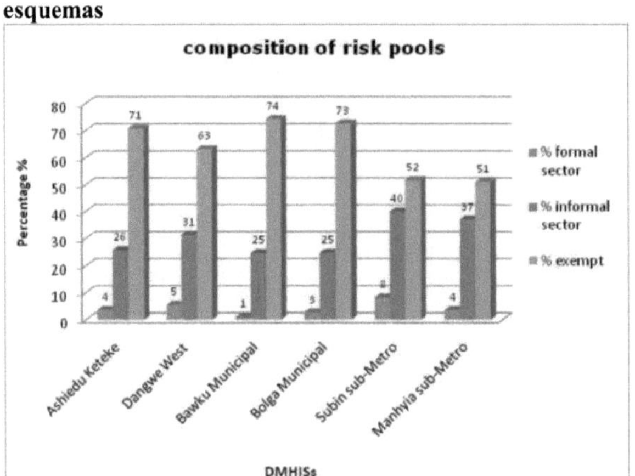

(ver o quadro no anexo 4)

Entre os esquemas dos distritos, AK e DW têm 71% e 63% de isentos, respectivamente, retratando que AK tem mais pessoas vulneráveis vivendo na área de captação em comparação com DW, embora se esperasse que DW, que é mais um distrito rural em comparação com AK, tivesse mais pessoas isentas. Os esquemas municipais BAW (74%) e BOL (73%) têm o maior número de pessoas isentas entre os seus inscritos e isso pode reflectir o elevado nível de pobreza nessas áreas. A percentagem relativamente baixa de isentas em Subin (52%) e Manhyia (51%) pode reflectir o baixo nível de pobreza na metrópole de Kumasi. Outras razões plausíveis por detrás destes dados são discutidas no capítulo 5 abaixo.

4.5.3 COMPRAS

Eficiência administrativa I : Despesas de administração

As despesas administrativas como percentagem das receitas totais dos esquemas distritais variam entre 3% e 20%, com uma média de 9,8%. Ashiedu Keteke e Dangwe West têm a maior carga administrativa de 20% e 18%, respectivamente, cada uma das quais é cerca do dobro da média. Subin e Manhyia gastam 8% e 5%, respectivamente, em administração que se situam dentro da média. Bawku e Bolgatanga gastam 5% e 3%, respectivamente, em administração, também abaixo da média.

Em termos de despesas com sinistros, as percentagens são: AK-102%, DW-140%,
BAW-102%, BOL- 161%, SUB-112% e MAN-93%, respectivamente. Com excepção
do MAN, que totaliza as despesas são 1% inferiores às receitas totais, as despesas totais
de todos os outros esquemas excedem os seus influxos totais, tal como se pode ver na
figura 4 abaixo.

Figura 7: Despesas administrativas em % das receitas totais

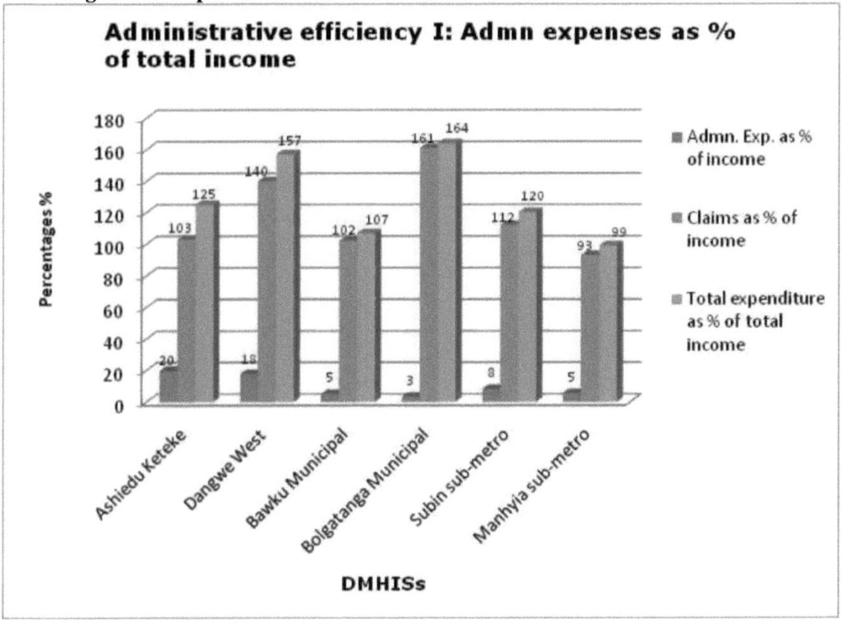

(ver o quadro no anexo 5)

Figura 8:Eficiência administrativa II: Despesas com reclamações

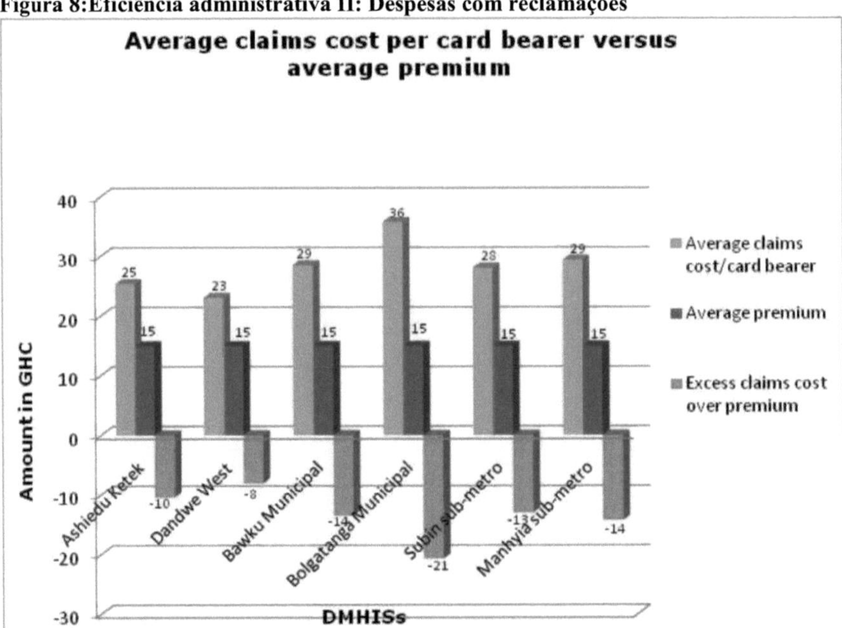

(ver o quadro no anexo 6)

Aplicando os dados de outra forma para determinar o custo médio de reclamações por portador de cartão, verifica-se que o custo médio das reclamações por portador de cartão varia entre GHC23,00 e GHC36,00. Equilibrado com o prémio médio de GHC15,00 por portador de cartão, os esquemas apresentam um défice entre GHC8,00 e GHC21,00 por sinistro.

CAPÍTULO CINCO: DISCUSSÃO

Este capítulo discute os resultados do estudo em relação às funções e objectivos do financiamento da saúde, tal como descritos no quadro na página 13. A discussão é feita tanto a nível nacional como distrital, quando aplicável. O financiamento dos esquemas distritais e a descentralização serão também discutidos.

5.1 GERAÇÃO DE RECEITAS

O objectivo da função de geração de receitas é assegurar uma geração de recursos suficiente e equitativa para garantir uma cobertura universal.

Método de financiamento

Os resultados do estudo em relação à geração de receitas sugerem uma diminuição gradual da quota do governo no orçamento para o sector da saúde (de 44% em 2007 para 34% em 2009) à medida que a contribuição do NHIF aumenta (de 30% em 2007 para 46% em 2009) tornando fungíveis os fundos dos seguros de saúde. Da mesma forma, os fundos dos doadores estão a reduzir em percentagem de 18% em 2007 para 9% em 2009. A contribuição das taxas de utilização tem vindo a diminuir (de 14% em 2008 para 11% em 2009), reflectindo a tendência na NHA onde o OOP tem vindo a diminuir ao longo dos anos e isto pode ser parcialmente atribuído à implementação do NHIS. O objectivo de substituir o sistema de cash and carry por um sistema de pré-pagamento está a ser gradualmente alcançado e isto reflecte-se ainda na contribuição do NHIS para o IGF nas instalações de saúde, que se situou em cerca de 80% em 2009.

Em 2009, um montante total de GHC462 940 000.00 foi introduzido no NHIF. O GHC393 499 000,00 (85%) foi realizado a partir do NHIL/VAT e o GHC69 441000 ,00 (15%) restante   veio   do SSNIT
contribuições. Os prémios cobrados a nível distrital não fazem parte deste montante, uma vez que essas verbas não são transferidas para o fundo.

Considerando a população de contribuintes SSNIT de 3,2 milhões e a população de portadores de cartões isentos de 9 milhões, estes montantes dão médias de contribuição de GHC21,00 por membro SSNIT e GHC44,00 por membro isento, respectivamente. Todos os riscos agrupados, cada membro do pool pode gastar até GHC38,00 por ano em serviços de saúde, menos 10% das despesas administrativas.

A nível do esquema, as despesas com reclamações variam entre GHC23,00 e GHC36,00, dando uma média de GHC28,00, todas elas dentro do limite de despesas por membro por ano. Neste sentido, pode-se concordar que o esquema gera fundos suficientes a nível nacional para apoiar os serviços de saúde para os membros. A prudência, porém, é que o custo administrativo não foi tido em conta neste cálculo porque os salários são pagos a prestadores de serviços de diferentes fontes. O pacote de benefícios também não foi calculado para determinar o custo real da prestação de serviços aos doentes. Apesar disso, o GHC38,00 ($26,00) por cabeça é bem comparado com o montante mínimo de $30,00 - $40,00, tal como recomendado no relatório da comissão sobre microeconomia e saúde (Sachs, 2001) e, nessa base, pode-se dizer que, actualmente, o esquema gera recursos suficientes para garantir uma protecção adequada contra despesas catastróficas por parte dos membros segurados.

Relativamente à capacidade dos esquemas distritais para mobilizar fundos adicionais do sector informal, os resultados mostram que nenhum dos esquemas é capaz de gerar fundos suficientes para complementar os subsídios do NHIA. Todos os esquemas apresentam um défice (em relação ao prémio GHC15,00 para o exmpt) em cada sinistro pago. Num estudo envolvendo o antigo Nkoranza

CBHIS, também no Gana, (Atim, 1999) constatou que, na sua fase inicial, o esquema não conseguiu mobilizar fundos suficientes para apoiar eficazmente as suas operações. Questões de acessibilidade de prémios, método e calendário para a cobrança de prémios do sector informal foram alguns dos factores que influenciaram a baixa taxa de inscrição e estes poderiam ser o caso dos esquemas distritais.

Cobertura demográfica

Entre os 2 esquemas distritais, AK tinha registado e emitido cartões a uma percentagem mais elevada da sua população (49%) em comparação com DW (45%), mas em termos de carteira de identidade, DW tinha tido um desempenho proporcionalmente melhor (12%) em comparação com AK (20%). Portadores de cartões de identificação abaixo dos 50% podem não ser considerados encorajadores, enquanto que o atraso poderia desencorajar potenciais membros de aderir ao esquema ou de renovar a sua filiação.

Relativamente à variação de desempenho, uma razão plausível para a DW fazer melhor em comparação com a AK poderia ser a sua experiência anterior com seguros de saúde. Outra explicação plausível poderia ser que os CHICs em DW são mais activos do que os de AK e isto pode resultar do facto de o sistema de apoio social que impulsiona o conceito de mutualidade nos seguros ser mais forte em DW com características relativamente rurais em comparação com AK com características relativamente urbanas.

A variação de desempenho entre Bawku com carteira de identidade em atraso de 26% e Bolgatanga com carteira de 12% pode ser atribuída ao maior número de pessoas registadas em Bawku em comparação com a de Bolgatanga. As Enrolees não estão restritas a qualquer esquema particular de registo e, portanto, os residentes fora de um distrito podem inscrever-se num esquema que as atraia mais ou que lhes seja mais próximo. Este poderia ser o caso do BOL. Além disso, a BOL tem uma área geográfica mais compacta em comparação com a BAW e, portanto, organizar o registo e distribuir cartões de identificação na BOL pode ser mais fácil em comparação com o BAW. Em termos de beneficiários, contudo, uma proporção relativamente mais elevada de residentes em Bawku está a usufruir de benefícios de seguro em comparação com os residentes em Bolgatanga. A variação de 12% de cobertura entre os dois esquemas (BAW-95%, BOL-83%) é significativa e a BOL pode ter de trabalhar arduamente para colmatar essa lacuna.

A cobertura do Subin de 142% de portadores de cartões em comparação com os 48% de Manhyia pode ser explicada pela localização do primeiro dentro da área central de negócios de Kumasi e pela vantagem que as pessoas que lá fazem negócios, tiram da sua localização estratégica para se inscreverem. A gestão do esquema também embarca ocasionalmente no registo de grupos e distribuição de cartões de identificação a carregadores principais de migrantes (conhecidos como "Kayayie") na área.

Embora AK e DW fiquem abaixo da média nacional em termos de emissão de cartões de identificação, não estão longe do objectivo nacional inicial de cobrir entre 50% e 60% no prazo de 10 anos após o início da implementação.

Para além dos lapsos administrativos por parte dos operadores do esquema na organização do registo e distribuição de cartões de identificação, também se pode querer chamar a atenção para o facto de a função de produção de cartões de identificação ter sido assumida pela NHIA desde 2007. Assim, os esquemas distritais não têm controlo sobre a sua produção e não podem, portanto, ser considerados como únicos responsáveis pela situação de acumulação de carteiras de identidade. Além disso, acordos organizacionais fracos entre NHIA e os esquemas distritais resultam por vezes em defeitos de produção e atrasos na entrega dos cartões aos esquemas, o que pode ter contribuído para o atraso na emissão de cartões aos membros pagos.

5.2. POOLING

O objectivo da função de agrupamento é assegurar a sustentabilidade financeira do esquema e assegurar que o risco de pagamento dos custos dos cuidados de saúde seja repartido por grupos socioeconómicos mais vastos para reduzir as despesas catastróficas dos indivíduos. Na sua discussão, analisamos a composição do agrupamento de risco a nível nacional e do esquema.

Composição da reserva de risco
Os dados desagregados sobre os subgrupos da população dentro do grupo de risco a nível distrital não estavam disponíveis para determinar que proporção desses grupos está inscrita em cada um dos esquemas. Mas utilizando os dados a nível nacional como proxy, observa-se que os grupos de subpopulação que têm a maioria da sua população segurada pelo esquema são os idosos (75,9%) e as crianças com menos de 18 anos (60%). Isto é significativo porque estes dois grupos de subpopulação são mais susceptíveis à doença. A população indigente não está, contudo, adequadamente coberta pelo esquema (47,6%). Isto confirma a preocupação do público e dos parceiros de desenvolvimento da saúde relativamente à baixa cobertura de indigentes (MOH/DPs reunião de negócios, 2007). Para além das dificuldades com os critérios de elegibilidade (Jehu-Appiah et al. 2010) a estimativa errada do grupo indigente e o facto de alguns dos pobres se inserirem noutras categorias (crianças menores de 18 anos, mulheres grávidas e idosos) podem ser outras explicações alternativas.

Uma outra razão pode ser a falta de incentivo por parte dos agentes de registo para registar os indigentes porque trabalham com base na comissão mas não recebem a sua comissão sobre os indigentes, uma vez que estes últimos não pagam prémio directo a partir do qual a comissão é paga.

A mesma razão aplica-se à baixa taxa de inscrição de trabalhadores do sector formal, embora as suas contribuições sejam transferidas automaticamente do SSNIT para o NHIF. Estes não se apresentam para a inscrição para evitar os inconvenientes e as longas horas de espera nos escritórios do esquema. Além disso, os trabalhadores do sector formal de empresas privadas e algumas organizações públicas gozam de benefícios médicos no local de trabalho e, portanto, podem não estar motivados para se inscreverem no seu esquema.

A gestão do esquema, da sua parte, pode não ter a motivação de registar trabalhadores do sector formal nos seus locais de trabalho porque não recebem a totalidade das contribuições dos trabalhadores do sector formal do NHIA. Assim, os empregadores que poderiam ter feito poupanças nas despesas médicas dos seus trabalhadores suportam o dobro dos encargos financeiros desses trabalhadores porque a contribuição SSNIT de 17,5% do trabalhador, da qual o seu prémio é pago, é composta por 12,5% das contribuições dos empregadores e 5% das contribuições dos trabalhadores.

A inscrição de 51,3% no sector informal também deixa margem para melhorias. A inscrição relativamente baixa pode ser devida à incapacidade das pessoas de pagarem o prémio exigido. O pagamento em prestações que era característico do CBMHIS e que permitia às pessoas fazer pagamentos em prestações tem sido desencorajado desde 2006. Isto pode ter bloqueado a entrada de tais pessoas na base de membros do esquema. A cobertura de 57% de mulheres grávidas pode não ser surpreendente porque, as mulheres grávidas acedem aos serviços de maternidade desde o início da sua gravidez por um período de um ano e são automaticamente capturadas e emitidas (temporárias) carteiras de identidade na sua primeira visita à clínica pré-natal.

Baseando a análise ao nível do esquema nos grupos de risco dentro da população registada dos esquemas individuais, encontra-se aqui a situação imitando a do nível nacional e isto não é surpreendente porque são os dados distritais que se agregam em dados nacionais. Uma observação, contudo, é que os esquemas sub-metro parecem prestar mais atenção ao sector informal (40% e 37%) e têm menos membros isentos (52% e 51% respectivamente) em comparação com outros esquemas.

Isto é provavelmente, porque Kumasi é uma cidade comercial com empresários capazes de pagar um prémio fixo. DW tem uma proporção igualmente significativa de membros do sector informal (31%) em comparação com AK (26%), provavelmente devido à sua experiência anterior com seguros de saúde.

A elevada percentagem de isenção em Bawku (74%) e Bolgatanga (73%) reflecte a situação de pobreza nessas áreas. Tendência semelhante é encontrada em DW (63%). A situação AK (71%) suscita alguma preocupação uma vez que está localizada dentro de uma área com baixa taxa de pobreza. Não se pode, portanto, excluir a possibilidade de fuga de fundos isentos para a população não isenta (Jehu-Appiah, 2010).

Geralmente, contudo, pode-se notar que os grupos vulneráveis, em conjunto, estão relativamente adequadamente protegidos pelo esquema, uma vez que constituem mais de 50% do total de portadores de cartões a nível nacional. A acessibilidade financeira dentro dos esquemas é, portanto, garantida.

5.3 COMPRAS

O objectivo final da função de compra é assegurar uma utilização óptima dos recursos dentro do sistema. Nesta sub-secção, será discutido o desempenho dos esquemas mútuos distritais em termos de eficiência administrativa.

Eficiência administrativa

Os regimes de seguro mútuo de saúde distrital foram inicialmente limitados a gastar não mais de 20% do total dos seus influxos na administração (GOG, 2004). Em 2009, o HNIA ordenou-lhes que não gastassem mais de 15% do seu total de influxos em administração.

Carrin e Piya (2004) observaram, no entanto, que entre 1990 e 1999, as despesas administrativas dos sistemas baseados em seguros nos países da OCDE representaram em média 4,2% dos seus rendimentos totais. Atim (1999) constatou que as despesas administrativas na Nkoranza CBHIS e na associação de ajuda mútua Babouantou eram de 12% e 3%, respectivamente. No Ruanda, os fundos de seguros de saúde foram criticados pelos seus custos administrativos que variam entre 4% e 38% entre os fundos (MOH/OMS ruandês, 2009 . Revendo a proposta do Quénia sobre o regime nacional de seguro de saúde, Carrin et al (2006) recomendaram até 8% como um limite razoável de despesas administrativas. Na opinião de Cichon et al (1999) as despesas administrativas que excedem 5% a 10% "justificam uma auditoria aprofundada ..." para garantir que não se devem a desperdícios no sistema.

Utilizando os indicadores NHIA como bitola para medir a eficiência administrativa dos esquemas, pode-se concluir que, para além de AK e DW que gastaram 20% e 18%, respectivamente em administração, todos os outros esquemas em estudo estão a ter um desempenho credível. Se o nível de 8% proposto para o Quénia for utilizado como bitola para a África subsaariana, pode-se igualmente concluir que os dois esquemas distritais (AK e DW) não estão a ser eficientes em comparação com os esquemas municipais e submetropolitanos. Da mesma forma, se a média de 4,2% dos países da OCDE for aplicada aos seis esquemas, então pode-se dizer que os esquemas municipais estão a ter um melhor desempenho em comparação com os outros esquemas.

Deve, no entanto, notar-se que as características geográficas dos distritos, municípios e metrópoles não são as mesmas. Os municípios e metrópoles são compostos por áreas geográficas compactas com densidades populacionais mais elevadas, enquanto os distritos têm áreas geográficas relativamente vastas e escassamente povoadas. Não será, portanto, surpreendente encontrar distritos que utilizam mais recursos para chegar aos seus clientes e, por conseguinte, podem incorrer em custos administrativos relativamente mais elevados em comparação com os municípios e a metrópole.

Outra razão plausível pode ser o elevado nível de pobreza e a baixa taxa de membros informais registados nos distritos, o que impede os regimes distritais de cobrar prémios e taxas de registo mais elevados aos segurados em comparação com os sub-metros com baixa incidência de pobreza e maior filiação no sector informal, podendo, portanto, cobrar prémios e taxas administrativas mais elevados para compensar as suas despesas administrativas. No que respeita aos regimes municipais, embora a incidência da pobreza seja relativamente elevada, estes têm a vantagem de serem centros comerciais, pelo que podem ser capazes de cobrar prémios e taxas administrativas mais elevados a alguns membros do sector informal. Além disso, Bolgatanga e Bawku utilizam bicicletas e motocicletas como meio de transporte preferido e é provável que gastem menos em transportes para alcançar os seus programas de proximidade.

5.4 FINANCIAMENTO DE ESQUEMAS DE MUTUALIZAÇÃO DISTRITAL

A análise das entradas dos regimes indica que as entradas do NHIA se limitaram ao pagamento de prémios das pessoas isentas e dos aderentes do sector formal e à prestação de resseguro. Os subsídios gerais aos esquemas para estabilizar o risco através dos pools nunca foram pagos desde o seu início. Pode-se, contudo, argumentar que mesmo que alguns fundos a receber dos esquemas sejam detidos no NHIA, na prática, todas as dívidas incorridas pelos esquemas em relação a sinistros médicos são pagas/cobertas pelo NHIA através de resseguro, sem critérios padrão claros. O problema, contudo, é que existe o processo pelo qual a gestão dos esquemas passa no acesso ao resseguro e que contribui para os atrasos dos prestadores de resseguro.

É também importante notar que os atrasos no reembolso ocorrem a nível ministerial (MOH, 2009). Um inquérito de acompanhamento da despesa pública (PETS) realizado em 2007 registou atrasos na libertação de fundos pelo SSNIT para o NHIF e do MOFEP para o NHIA (GOG, 2007). Um relatório de revisão do sector da saúde revelou relutância em libertar fundos de níveis superiores para níveis inferiores do sistema devido à desconfiança na utilização de fundos pela gestão de níveis inferiores, resultando em "fluxos de caixa reduzidos e retardados, aumento da suspeita" entre o MOFEP, NHIA e DMHIS e "atraso no pagamento aos fornecedores" (MOH, 2009). Os atrasos dos prestadores na apresentação de reclamações aos regimes também contribuíram para o atraso no reembolso.

5.5 O FACTOR DE DESCENTRALIZAÇÃO

A descentralização da gestão dos esquemas a nível distrital destinava-se a proporcionar incentivos para que os esquemas e os seus fornecedores acreditados fossem eficientes na utilização dos recursos e a alargar a cobertura à população em geral. Conduziu à implementação em todo o país e que pode ter contribuído para a cobertura relativamente elevada da população. A aplicação de prémios graduados utilizando conhecimentos locais para identificar vários grupos socioeconómicos para pagar prémios de acordo com a sua capacidade e para identificar indigentes para isenção poderia ser creditada à descentralização. Por outro lado, a descentralização levou à decisão por parte de alguns esquemas municipais e sub-metro de cobrar um prémio fixo que não constitui um incentivo para a mobilização adequada de recursos e também não para o agrupamento. Para além de serem regressivas e resultarem em despesas relativamente mais elevadas dos pobres em relação aos ricos, as pessoas que não pertencem à categoria isenta nem à categoria rica, caem nas fendas e ficam sem seguro (reunião de negócios MOH/DPs, 2007).

O tipo de descentralização que deu autonomia aos esquemas distritais para gerirem as suas operações sem fornecerem a capacidade técnica necessária contribuiu para as ineficiências de gestão. As ineficiências confirmam as conclusões de Preker et al (2002) de que o pessoal de gestão formado e competente contribui para o bom desempenho dos esquemas de financiamento da saúde comunitária. Pode ser difícil recrutar profissionais de saúde para processar as reclamações em 145 centros, considerando a inadequação dos profissionais de saúde no sistema e isto provavelmente apoia o argumento de centralizar o processamento das reclamações para facilitar o recrutamento de profissionais de saúde para gerir o processo.

A questão da descentralização é, portanto, complexa e precisa de ser pensada cuidadosamente (Collins', 2010). O conceito em si não traz eficiência. É a forma como é implementado que cria eficiência ou ineficiência. Ron et al (1990) observaram que os regimes de seguro obrigatório que "permitem a máxima disseminação dos riscos entre grandes populações" exigem algum nível de descentralização para cuidar adequadamente das necessidades administrativas do regime e para os operar com "o grau de sensibilidade necessário às necessidades locais". O conceito foi, no entanto, interpretado como "liberdade na utilização do orçamento pela administração local" (Ron et al. 1990) e uma criação de múltiplos pontos de corrupção no sistema. Isto contribuiu para o descarrilamento do processo, embora a gestão possa ter reconhecido fortes argumentos técnicos a favor da descentralização (PHRplus, 2002). As lacunas de capacidade técnica e de gestão ao nível do esquema foram ignoradas, contribuindo para uma má gestão e a corrupção denunciada ao nível do esquema (NHIA, 2010).

Pode-se contudo admitir que existe a necessidade de algum nível de centralização dentro do sistema de seguro de saúde, especialmente em áreas funcionais como a administração de sinistros para maximizar a eficiência. Por outro lado, é necessária alguma descentralização para assegurar a plena participação dos inscritos; inculcar neles um sentido de propriedade e assegurar a responsabilização da gestão do sistema a nível distrital. Cabe ao NHIA determinar quais as funções que necessitam de centralização e quais as que serão melhor desempenhadas a nível descentralizado.

CAPÍTULO SEIS: CONCLUSÕES E RECOMENDAÇÕES

O desempenho dos sistemas de seguro mútuo de saúde distrital tem sido uma questão de preocupação pública, resultando em apelos ao governo para rever a política de modo a responder a essas preocupações. Uma revisão da apólice deve, no entanto, basear-se em estudos que avaliem o seu desempenho em relação às funções e objectivos do financiamento da saúde. A fim de melhor avaliar o seu desempenho, foram delineados quatro objectivos específicos para orientar o estudo. Estes objectivos eram (1) descrever a apólice nacional de seguro de saúde e o processo de implementação, (2) comparar o desempenho dos sistemas distritais de seguro mútuo de saúde, (3) descrever os factores que influenciam o seu desempenho e quaisquer variações que possam existir entre eles e (4) determinar como a descentralização interage com os factores que influenciam o desempenho dos sistemas. Estas questões serão abordadas sistematicamente a seguir.

6.1. Conclusões

6.1.1 Desempenho dos sistemas de seguro mútuo de saúde distrital

Geração de receitas
A análise dos dados sobre registo e emissão de cartões de identificação confirma a percepção pública da emissão tardia de cartões de identificação para os membros registados. Entre 3% e 30% dos membros registados nos regimes em estudo são negados benefícios de seguro de saúde devido ao atraso na emissão de cartões de identificação. O estudo conclui também que não houve equidade nas contribuições para os prémios nos regimes urbanos devido aos prémios fixos cobrados aos inscritos, o que pode ter negado aos pobres da filiação no NHIS. A baixa cobertura da população indigente foi confirmada. No entanto, não é claro se alguns indigentes não são contados entre outras categorias. Considerando o aumento progressivo do GGHE de 43,3% em 2006 para 49,7% em 2008, a diminuição gradual das despesas do OOP ao longo dos anos, o facto de 51,37% da população do sector informal estar a contribuir através do pré-pagamento, a existência de um mecanismo de equalização de riscos e a natureza quase abrangente dos benefícios sem co-pagamentos, o estudo conclui que o esquema protege adequadamente os membros de despesas catastróficas. Entre as fontes de rendimento, os resseguros nos regimes municipais e submetro excedem os rendimentos dos sectores formal, isento e informal em conjunto, enquanto o custo médio por sinistro excede largamente o prémio médio em todos os regimes. Enquanto os mecanismos de agrupamento prometem uma geração de recursos adequada e equitativa, o custo excessivo dos sinistros em relação ao prémio médio por membro representa uma ameaça para a sustentabilidade do esquema.

Pooling
O estudo conclui que a partilha de riscos entre grupos socioeconómicos é suficientemente razoável para proporcionar protecção financeira adequada aos membros, tanto a nível nacional como distrital. Contudo, o grupo do sector formal não está a ter um acordo justo e isto pode causar uma ameaça à sustentabilidade do esquema caso decidam retirar-se do agrupamento de risco.

Compras
A média de 9,8% do rendimento gasto em administração parece razoável, considerando que o esquema ainda se encontra na sua fase inicial. Em geral, contudo, o estudo conclui que os esquemas municipais e sub-metropolitanos têm a vantagem comparativa de incorrer em menos custos administrativos em relação aos esquemas distritais. O recurso ao mecanismo de pagamento único (G-DRG) para todos os níveis de cuidados e o aparente "jogo" do sistema por parte dos prestadores poderia colocar problemas de sustentabilidade para os esquemas.

Variações no desempenho

Em todos os esquemas acima mencionados, existem variações de desempenho entre cada conjunto de esquemas e entre os 6 esquemas, mas nenhum deles teve um melhor desempenho em todos os aspectos. Isto exige a aplicação de diferentes objectivos de desempenho aos distritos versus esquemas municipais e sub-metro. Mesmo entre os distritos, os esquemas municipais e os sub-metro será igualmente importante comparar os que se encontram em contextos rurais separadamente dos que se encontram em contextos relativamente urbanos.

6.1.2 Factores que influenciam o desempenho dos dmhis e variações entre eles

Dois factores principais combinam-se para influenciar o desempenho dos esquemas. São falhas técnicas de concepção da política e falhas na implementação da política.

Falhas técnicas de concepção

Uma falha técnica importante foi a criação de esquemas mútuos semi-autónomos baseados em distritos que dependem fortemente de fundos públicos sem linhas claras de autoridade entre os esquemas e organismos governamentais como os ministérios da saúde e das finanças, o NHIA e o sistema de governo local. Isto criou confusão dentro do esquema e está a contribuir para a crise administrativa e ineficiências.

Outra falha foi a descentralização por grosso da gestão do esquema para o nível distrital sem considerar a capacidade inadequada em áreas técnicas como a administração de sinistros, que é uma das principais funções técnicas no âmbito do sistema de seguro de saúde.

O duplo papel do NHIA como "implementado" do esquema nacional através do DMHIS e como regulador de todos os esquemas de seguro de saúde no país é outra questão problemática que precisa de ser resolvida.

Falhas de implementação

Uma falha importante na implementação é a lacuna que foi criada entre a intenção política e a implementação. Isto é expresso de várias formas, tais como a não aplicação da fórmula de equalização do risco para desembolsar fundos para os esquemas, contribuindo em parte para o reembolso tardio dos fornecedores.

O NHIA, após ter assumido o papel de administrador dos esquemas distritais, não desenvolveu procedimentos padrão para orientar as operações dos esquemas. Não foram produzidos sistemas padrão de controlo para orientar as operações e controlar a fraude nos esquemas e nos locais de fornecimento.

6.1.4 O factor de descentralização

Os resultados, na sua forma actual, não oferecem provas fortes para concluir como a descentralização influenciou o desempenho dos esquemas distritais. Enquanto que a descentralização ajudou a aumentar a inscrição em alguns esquemas e assegurou a equidade nas contribuições de prémios noutros, também criou desigualdade nas contribuições de prémios em esquemas urbanos e contribuiu para a ineficiência em alguns esquemas por falta de capacidade técnica e de gestão em algumas áreas funcionais como a gestão de sinistros.

Conclusão geral

Em geral, o estudo pode concluir que os esquemas estão a ter um desempenho relativamente bom em algumas áreas, e em algumas, têm muito a fazer. As variações no seu desempenho podem ter sido influenciadas pela sua localização geográfica e dimensão. O seu fraco desempenho, por outro lado, pode surgir de duas questões principais, nomeadamente, falhas na concepção técnica e falhas no processo de implementação.

6.2. RECOMENDAÇÕES

6.2.1 Governo

O duplo papel do NHIA como regulador e gestor do dmhis deve ser separado e uma instituição terceira nomeada como regulador e um único esquema nacional com sucursais regionais e distritais deve substituir os actuais 145 esquemas distritais semi-autónomos.

6.2.2 Ministérios da Saúde e das Finanças

O Ministério da Saúde pode querer garantir que os actores do sistema operam dentro dos limites do quadro legal. O Ministério das Finanças e a SSNIT devem apreciar a secção 91 da Lei 650 e esforçar-se por transferir para o NHIF, taxas e contribuições cobradas em nome do fundo no prazo estipulado de "trinta dias" de cobrança.

6.2.3 Conselho Nacional de Seguro de Saúde/Autoridade

Até que um regime nacional único substitua os regimes distritais, o NHIA precisa de apreciar as secções 33 (2) e 77 (2a-2c) da Lei 650 e utilizar a fórmula de perequação de risco para pagar prémios apropriados aos contribuintes da SSNIT e às pessoas isentas, bem como subsídios aos regimes distritais, estabelecendo critérios claros para o fazer com os incentivos certos para a eficiência e a perequação de risco.

O NHIA/C deve assegurar directivas administrativas do Ministro da Saúde para centralizar as funções de gestão de reclamações e adoptar um mecanismo de reembolso múltiplo para maximizar a eficiência e poupar custos para o esquema.

O NHIA deve rever os indicadores de monitorização do sistema de seguros para detectar atrasos no reembolso, atrasos médios na emissão de cartões de identificação, montante médio do prémio por subgrupo de segurados para categorias informais e isentas.

6.2.4 Regimes de seguro mútuo de saúde distrital

Os operadores do esquema precisam de conceber formas inovadoras de mobilização de rendimentos adequados do sector informal, sem sobrecarregar financeiramente os potenciais membros.

6.2.5 Fornecedores
Os prestadores podem querer criar unidades dedicadas ao processamento de reclamações a nível das instalações para assegurar que as reclamações apresentadas para reembolso sejam irrepreensíveis para garantir um processamento rápido a nível do esquema.

6.3. OUTRAS ÁREAS DE INVESTIGAÇÃO

São recomendadas três áreas de investigação adicional:
1. Uma avaliação aprofundada da contribuição do NHIS para o desempenho das funções de financiamento do sistema de saúde do Gana será um exercício útil.

2. Deveria haver um estudo sobre as despesas de bolso por parte dos inscritos para determinar a proporção real das contribuições pré-pagas nas despesas totais de saúde do agregado familiar.

3. Recomenda-se um estudo aprofundado dos encargos administrativos a nível nacional, regional, distrital e do fornecedor.

Referências

Agyepong, I.A. e Adjei, S. (2008) Public policy development and implementation: a case of the Ghana national health insurance scheme, *Health policy and planning,* (23), pp. 150-160.

Agyepong, I.A. e Kangeya-Kayonda, J. (2004) Providing practical estimate of malaria burden for health planners in resource-poor countries, *Tropical medicine and hygiene,* (71) (2 suplemento), pp. 162-167.

Atim, C. (1999) Social movements and health insurance: a critical evaluation of voluntary, nonprofit insurance schemes with case studies from Ghana and Cameroon, *Social science and medicine,* (48), pp. 881-896.

Bylmahers, L. (2010) Abordagens sectoriais ao desenvolvimento da saúde -SWAp. Disponíveis a partir de: Esmolas da sessão 23 do módulo HPM/HEF do ICHD, 7 de Janeiro de 2010. KIT (Royal Tropical Institute), Amesterdão.

Bossert, T. J. Bowser, D. M. e Amenyah, J. K. (2007). A descentralização é boa para os sistemas logísticos? Provas sobre a logística de medicamentos essenciais no Gana e na Guatemala. *Health policy and planning,* (22), pp73-82.

Carrin, G. (2002) Social health insurance in developing countries: a continuing challenge, *international social security review,* (55), 2/2002.

Carrin G. (2003) Community-based health insurance schemes in developing countries: facts, problems and perspectives, Organização Mundial de Saúde, Genebra.

Carrin, G. e Hanvoravongchai, P. (2003) Provider payments and patient charges as policy tools for cost-containment: Quão bem sucedidos são nos países de elevado rendimento?, *Recursos humanos para a saúde,* (1), pp. 6.

Carrin, G. e James, C. (2004) Reaching universal coverage via social health insurance: key design features in the transition period, Health financing policy issue paper, no.2, EIP/FER/DP.04.2. Genebra:Organização Mundial da Saúde. [Online] Disponível a partir de: http://www.whqlibdocd.who.int/hq/2004/EIP FER DR 04.2.pdf [Acedido a 4 de Abril de 2010]

Carrin, G. e James, C. (2005) Seguro social de saúde: Key factors affecting the transition towards universal coverage, *International social security review,* (58), 1/2005.

Carrin, G. James, G. Adelharddt, M. Doetinchem, O. Eriki, P. Hassan, M. Hombergh, V.D. H. Kirigia, J. Koemm, B. Korte, R. Krech, R. Lankers, C. Lente, J.V. Maina, T. Malonza, K., I. Okeyo, T.M. Muchiri, S. Mumani, Z. Nganda, B. Nyikal, J. Onsongo, J. Rakuom, C. Schramm, B. Scheil- Adulung, X. Stierle, F. Mathauer Whitaker, D. e Zipperer, M. (2006) Health financing in Kenya: assessing the social health insurance proposal, WHO discussion paper number 1-2006, EIP/HSF/DP.06.1. Genebra.

Carrin, G. Mathauer, I. Xu, K. Evans, B.D. (2008) Universal coverage of health services: tailoring its implementation. *Boletim da Organização Mundial da Saúde;* 86 (11), pp.857-863.

Carrin, G. waelkens, M-P. e Criel, B. (2005) Community-based health insurance in developing countries: a study of its contribution to the performance of health financing system, *Tropical medicine and international health,* 10 (8), pp. 799-811.

Cichon, M. Newbrander, W. Yamaha, H. Weber, A. Normand, C. Dror, D. e Preker A. (1999).

Modelling in health care financing, A compendium of quantitative techniques for health care financing. Associação Internacional de Segurança Social, Gabinete Internacional do Trabalho: Genebra.

Collins, C. (2010). Descentralização. Disponíveis a partir de: Sessão sobre descentralização. Instituto Real Tropical, Amesterdão.

Criel, B. (1998). Seguro de saúde baseado em distritos na África Subsaariana. Parte I: Da teoria à prática. Estudos sobre organização e política de serviços de saúde. [Online] Disponível em: http://www.itg.be/itg/GeneralSite/IntServices/Downloads/shsop_09.pdf [Acedido a 5 de Julho de 2010].

D'Almeida S. (2009) *Ghana's approach to social health protection, WHO technical brief for policy makers.* Correio electrónico pessoal para: Francis-Xavier Andoh-Adjei, 3o de Setembro

Gana. *Lei Nacional do Seguro de Saúde de 2003 (Lei 650).* Accra.

Gana. *Regulamentação nacional do seguro de saúde de 2004 (LI 1809).* Accra.

Gana (2003) Hansard Parlamentar. In: *A segunda leitura do projecto de lei do seguro nacional de saúde no Parlamento,* Accra, Gana, Agosto de 2003.

Gana (2007) Public expenditure tracking survey, 2007, educação e saúde, relatório principal. Accra.

Gana (2009) A declaração orçamental e a política económica do Governo do Gana para o exercício financeiro de 2010. Accra.

Ghana Health Service (2008) Facts and figures. PPME, Accra.

Serviço de Saúde do Gana (2009) Relatório anual. PPME, Accra.

Ghana statistical services (2008) Ghana living standard survey: relatório da quinta ronda (GLSS5), Accra.

OIT, GTZ e OMS (2007) Alargar a protecção social na saúde: Experiências, lições aprendidas e recomendações dos países em desenvolvimento, Conferência Internacional sobre seguro social de saúde nos países em desenvolvimento, Berlim, 05-07 de Dezembro de 2005. Eschborn-Germany: publicações gtz.

Jehu-Appiah, C. Aryeetey, G. Spaan, E. Agyepong, I. e Baltussen R. (2010) Eficiência, equidade e viabilidade de estratégias para identificar os pobres: Um pedido de isenção de prémios ao abrigo do seguro nacional de saúde no Gana, *Health Policy,* (95), pp. 166-173.

Kutzin, J. (2000) A descriptive framework for country-level analysis of health care financing arrangements. *Política de saúde,* (56), pp. 171-204.

Merson, M.H. Black, R.E. Mills, A.J. (2006) International public health, Londres: Jones e Bartlett Publishers International.

Ministério da Saúde (2004) National health insurance policy framework for Ghana (revised version), Accra.

Ministério da Saúde (2006) Human resource policy, 2006-2011, Accra.

Ministério da Saúde (2007) The Ghana health sector programme of work, Accra.

Ministério da Saúde (2008) Relatório anual, implementação de 5YPOWIII, Accra.

Ministry of Health (2009) Pulling together, achieving more, Independent review of health sector programme of work 2008 (draft). Accra.

Muiser, J. (2007) The new Dutch health insurance scheme: challenges and opportunities for better performance in health financing, WHO discussion paper number 3 - 2007, HSS/HSF/DP.07.3. [Online] Disponível em: http://www.who.int/entity/health financing/documents/cov-dp- [Acedido em 7 de Junho de 2010]

Murray, C.J.L. e Frenk, J. (sem data) Um quadro da OMS para avaliação do desempenho do sistema de saúde: provas e informação para políticas. [Online] Disponível a partir de: http://www.who.int/healthinfo/paper06.pdf [Acedido a 3 de Fevereiro de 2010]

Congresso Nacional Democrático (2008) Manifesto para um Gana melhor, Accra.

Comissão Nacional de Planeamento do Desenvolvimento (2006) Relatório de 2006 da Estratégia de Redução da Pobreza do Gana. Accra.

Autoridade Nacional de Seguro de Saúde (2009) Relatório anual de situação 2009. Accra.

Autoridade Nacional de Seguro de Saúde (2010). A melhor agenda do Gana: Cumprir a promessa do NHIS de "pagamento único do prémio". Um dossier técnico para os decisores políticos. Accra.

PHRplus (2002) Decentralisation and health system reform, edição em resumo, insights for implementers, *Partners for Health Reformplus,* (1), pp. 1-11.

Preker, A.S. Carrin, G. Dror, D. Jakab, M. Hsiao, W. Arhin-Tenkorang, D. (2002) Effectiveness of community health financing in meeting the cost of illness, *Bulletin of World Health Organization;* 80 (2), pp. 143-150.

República do Ruanda Ministério da Saúde/OMS (2009) Health financing systems review 2008 - options for universal coverage, OMS/HSS/HSF/2009.1. Genebra: Imprensa da OMS.

Ron, A. Abel-Smith, B. Tamburi, G. (1990) Health insurance in developing countries: the social security approach. Genebra: Publicações da OIT.
Sachs, J.D. (2001) Marcroeconomics and health: Investir na saúde para o desenvolvimento económico. Organização Mundial da Saúde. Genebra.

Savedoff, W. (2004) Tax-based financing for health systems: options and experiences. Documento de discussão da OMS EIP/FER/DP.04.4, Genebra.

Toonen, J. Matinga, P. Chebere, M. Blanchett N. (2010) The political economy of HR policymaking in Ghana (Draft), Royal Tropical Institute in collaboration with Cordaid and World Bank, Accra.

Witter, S. Ensor, T. Jowett, M. Thompson, R. (2000) Health economics for developing countries, A practical guide. The University of York centre for health economics international programme: Educação Macmillan.

Organização Mundial de Saúde (OMS) (2006) Financiamento da saúde: Um guia básico. Organização

Mundial de Saúde, Região do Pacífico Ocidental.

Organização Mundial da Saúde (2010) National health accounts, Ghana country information. [Em linha]
Disponível a partir de: http://www.who.int/nha/country/gha.pdf [Acesso 22 de Julho de 2010]

Anexos

1. Tabela de cobertura da população - nacional - 2009
2. Tabela de cobertura da população - esquemas distritais- 2009
3. Quadro de mobilização de receitas a nível do esquema distrital - 2009
4. Tabela da composição da(s) reserva(s) de risco
5. Tabela de despesas administrativas em percentagem do rendimento total - 2009
6. Tabela de custos de reclamações por portador de cartão versus prémio médio por membro
7. Matriz de medição de desempenho
8. Indicadores de pobreza por regiões
9. Indicadores de pobreza por localidade
10. Dados de morbidade e mortalidade (todas as idades) 2009
11. Categorização informal do sector e prémios
12. Lista de prestações de saúde
13. Mapa do Gana mostrando DMHISs

Anexo 1: Quadro de cobertura da população - nacional-2009

Cobertura da população - nível nacional:2009

Subgrupos populacionais	Estimativa da população	Número de pessoas registadas (milhões)	Percentagem da população registada (%)	Número de portadores de cartões de identificação (milhões)	Percentagem de portadores de cartões de população (%)
Crianças menores de 18 anos	10.47	6.98	67	6.31	60
Membros do sector informal	7.26	4.13	57	3.73	51
Pessoas com mais de 70 anos de idade	1.08	0.96	89	0.82	76
Trabalhadores do sector formal	3.29	0.94	29	0.81	25
Mulheres grávidas	0.75	0.72	96	0.43	57
Indigentes	0.63	0.34	54	0.3	48
Total	**23.48**	**14.07**	60	**12.4**	53

Anexo 2: Quadro de esquemas de cobertura da população-distrito-2009

esquema	Pop estimado.	Total Reg. membros.	% população regd.	Total de portadores de cartões activos	% portadores de cartões activos	% portadores de cartões de população
Ashiedu Keteke	136 462	107 628	79	66650	62	49
Dangwe Oeste	148 909	86 945	58	66440	76	45
Município de Bawku	212 557	256 749	121	202688	79	95
Bolgatanga Municipal	158 658	151317	95	131914	87	83
Subin sub-Metro	182 513	301 929	165	259041	86	142
Manhyia sub-Metro	565 676	289 516	51	269992	93	48

Anexo 3: Quadro de mobilização de receitas - 2009

Fonte de rendimento	Ashiedu Keteke	Dangwe Oeste	Município de Bawku	Bolgatanga Municipal	Subin sub-metro	Manhyia sub-metro
Prémio do sector informal incluindo taxas de registo e outros rendimentos	256 328.04	151 628.87	323 751.30	302 919.28	541 067.35	1 123 722.72
Sector formal & Prémio isento incluindo apoio administrativo do NHIA	908 517.63	513 447.36	1 669 906.86	360 388.79	1 324 937.45	1 588 060.12
Resseguro da NHIA	446 288.96	434 327.02	3 690 966.34	2 267 101.65	4 611 750.00	5 805 445.66
Rendimento total	**1 611 134.63**	**1 099 403.25**	**5 684 624.50**	**2 930 409.72**	**6 477 754.80**	**8 517 228.50**
Prémio do sector informal como % do rendimento total	16	14	6	10	8	13
Sector formal & Prémio isento em % do rendimento total	56	47	29	12	20	19
Resseguro como % do rendimento total	28	40	65	77	71	68

Anexo   4:   Quadro   de de risco(s)

Esquema	Total de sócios	Sector formal	% sector formal	Sector informal	% sector informal	Isento	% isento
Ashiedu Keteke	107 628	3 848	4	27 628	26	76 152	71
Dangwe Oeste	86 945	4 747	5	27 264	31	54 934	63
Bawku Municipal	256 749	2 603	1	63 220	25	190 926	74
Bolgatanga Municipal	151317	4 009	3	37 430	25	109 878	73
Subin sub Metro	301 929	24 947	8	120 919	40	156 063	52
Manhyia sub Metro	289 516	10 540	4	107 339	37	147 616	51

Anexo 5: Quadro de despesas administrativas como percentagem do rendimento total -2009

Descrição	Ashiedu Keteke	Dangwe Oeste	Município de Bawku	Bolgatanga Municipal	Subin sub-metro	Manhyia sub-metro
Rendimento total	1 611 134.63	1 099 403.21	5 684 624.50	2 930 409.72	6 477 754.80	8 517 228.50
Administrativo Despesa	323 474.19	193 311.73	286 198.72	93 079.82	519 959.61	464 471.64
Despesas de reclamações	1 694 813.77	1 534 516.04	5 781 572.23	4 715 303.69	7 275 237.73	7 925 364.99
Despesa total	2 018 287.96	1 727 827.77	6 067 770.95	4 808 383.51	7 795 197.34	8 389 836.63
Admn. Exp. em % do rendimento	20	18	5	3	8	5
Créditos em % do rendimento	105	140	102	161	112	93
Total das despesas em % do total das receitas	125	157	107	164	120	99

Anexo 6: Custo dos créditos por portador do cartão versus prémio médio por membro

	Ashiedu Keteke	Dangwe Oeste	Município de Bawku	Bolgatanga Municipal	Subin submetro	Manhyia submetro
Portadores de cartões de identificação	66 650	66 440	202 688	131 914	259 041	269 992
Montante total dos créditos	1 694 813.77	1 534 516.04	5 781 572.23	4 715 303.69	7 275 237.73	7 925 364.99
Custo da reclamação/ portador do cartão	**25**	**23**	**29**	**36**	**28**	**29**
Prémio médio/sócio	15	15	15	15	15	15
Variância	**-10**	**-8**	**-14**	**-21**	**-13**	**-14**

Anexo 7: Matriz de avaliação do desempenho

	Ashiedu Keteke	Dangwe Oeste	Município de Bawku	Bolga Municipal	Subin subMetro	Manhyia subMetro
Indicador de desempenho						
1. Cobertura demográfica						
% população registada	4	5	2	3	1	6
% portadores de cartões de população	4	6	2	3	1	5
% registados à espera de cartões de identificação	6	3	5	2	4	1
Capacidade de mobilizar receitas internamente	1	2	6	4	5	3
2. Composição do pool de risco (s)						
% de portadores de cartões isentos	3	4	1	2	5	6
Eficiência administrativa						
Admn exp em % do rendimento total	6	5	2	1	4	2
Excesso de reclamações sobre o prémio médio	2	1	4	6	3	4
desempenho global	**26**	**26**	**22**	**21**	**23**	**27**
Classificação final	**5**	**5**	**2**	**1**	**3**	**6**

Classificação 1 - 6; Nota baixa = alto desempenho

52

Região	Pobreza	Extrema pobreza	Esquemas na região
Ocidental	18.4	7.9	
Central	19.9	9.7	
Grande Acra	11.8	6.2	Ashiedu Keteke Dangwe West
Volta	31.4	15.2	
Ashanti	20.3	11.2	Subin sub-metro Manhyia sub-metro
Oriental	15.1	6.6	
Brong Ahafo	29.5	14.9	
Norte	52.3	38.7	
Alto Oriente	70.4	60.1	Município de Bawku Bolgatanga
Alto Oeste	87.9	79	
Todos	**28.5**	**18.2**	

Fonte: NDPC (2006): Relatório sobre a Estratégia de Redução da Pobreza do Gana 2006.

Anexo 9: Indicadores de pobreza por localidade

Localidade	Pobreza	Extrema pobreza	Esquema dentro da localidade
Accra	10.6	5.4	Ashiedu Keteke
Litoral urbano	5.5	2.4	
Floresta urbana	6.9	2.9	Subin sub-metro Manhyia sub-metro
Savana urbana	27.6	18.3	
Savana rural	60.1	45.4	Município de Bawku Bolgatanga
Litoral rural	24	11.5	
Floresta rural	27.7	14.6	Dangwe Oeste

Fonte: NDPC (2006): Gana   Relatório "Overly Reduction Strategy

DADOS DE MORBILIDADE E MORTALIDADE (TODAS AS IDADES) -2009.

N0.	OPD	%	ADMISSÕES	%	MORTE	%
1	Paludismo	41.6	Paludismo	32.9	Paludismo	13.4
2	Infecção do tracto respiratório superior	7.3	Condições relacionadas com a gravidez		Condições relacionadas com o VIH/SIDA	7.4
3	Doenças diarréicas	4.3	Anemia	5.3	Anemia	7.3
4	Doenças de pele	4.3	Doenças diarréicas	4.2	Acidentes cerebro-vasculares	6.4
5	Hipertensão arterial	4	Hipertensão arterial	3.1	Pneumonia	6.2
6	Infecção aguda dos olhos	2.3	Hérnia	2.5	Septicemia	5.1
7	Reumatismo e doenças das articulações	2.1	Condições ginecológicas	2.3	Hipertensão arterial	4.1
8	Vermes intestinais	1.6	Pneumonia	2	Doenças cardíacas	4
9	Condições relacionadas com a gravidez	1.5	Febre tifóide	1.9	Meningite	2.3
10	Anemia	1.5	Acidentes de viação	1.6	Doenças diarréicas	2.3

Fonte: Serviço de Saúde do Gana, Facts and Figure, 2008.

Anexo 11: Categorização informal do sector

Grupo social	Classe	Definição	Prémio
Core poor	A	Adultos que estão desempregados e não recebem nenhum rendimento identificável e, portanto, incapazes de se sustentarem financeiramente.	Isento
Muito pobre	B	Adultos que estão desempregados mas recebem apoio financeiro identificável e consistente da fonte de baixos rendimentos.	GHC7.20
Pobre	C	Adultos que estão empregados mas recebem baixos retornos pelos seus esforços e são incapazes de satisfazer	GHC7.20
Rendimento médio	D	Adultos que estão empregados e recebem rendimentos que são apenas suficientes para satisfazer as suas	GHC18.00
Rico	E	Adultos que são capazes de satisfazer as suas necessidades básicas e algumas das suas necessidades.	GHC48.00
Muito rico	F	Adultos que são capazes de satisfazer as suas necessidades básicas e a maioria dos seus desejos.	GHC48.00

Fonte: MOH, 2004: quadro nacional de apólices de seguro de saúde para o Gana, versão revista

Anexo 12: Prestações mínimas de cuidados de saúde

SERVIÇOS AMBULATORIAIS
1. Consultas, tanto gerais como especializadas, incluindo revisões.

2. Investigações solicitadas (laboratório, raio-x, ultra-som, etc.).

3. Medicamentos (medicamentos prescritos com NHIML) prescritos por fornecedores acreditados.

4. Operações cirúrgicas ambulatórias/dia

5. Fisioterapia ambulatorial

SERVIÇOS NO TERRENO
1. Cuidados hospitalares gerais e especializados.

2. Investigações solicitadas (laboratório, raio-x, ultra-som, etc.).

3. Medicamentos (medicamentos prescritos com NHIML) prescritos por fornecedores acreditados

4. Tratamento do cancro do colo do útero e da mama

5. Operações cirúrgicas

6. Fisioterapia hospitalar

7. Alojamento (ala geral)

8. Alimentação (quando disponível)

OUTROS SERVIÇOS ESPECÍFICOS
   A. Serviços de saúde oral

- Alívio da dor :(ex. incisão e drenagem, extracção de dentes)

- Restauração dentária: (recheios simples de amálgama, curativo temporal)

   B. Serviços de saúde ocular

- Refracção

- Campos visuais

- A-scan

- Queratometria

- Retirada de cataratas

- Cirurgia das pálpebras

   C. Cuidados de maternidade

- Cuidados pré-natais

- Entregas (normais e assistidas)
- Secção de cesariana
- Cuidados pós-natais

D. Emergências

- Emergências médicas
- Emergências cirúrgicas
- Emergências pediátricas
- Emergências obstétricas e ginecológicas
- Acidentes de viação
- Diálise para insuficiência renal aguda

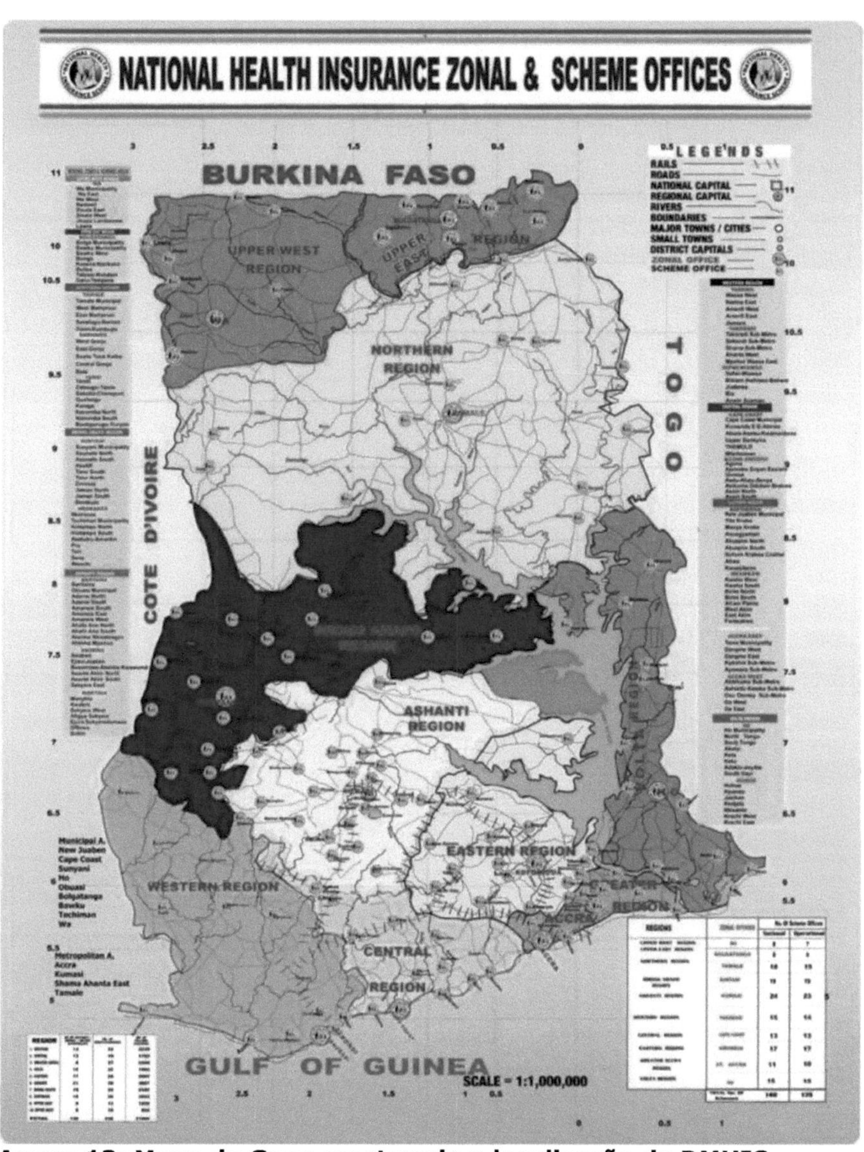

Anexo 13: Mapa do Gana mostrando a localização de DMHIS

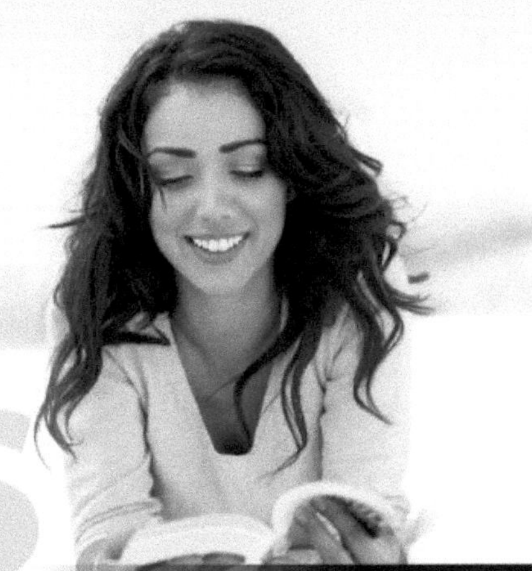

I want morebooks!

Buy your books fast and straightforward online - at one of world's fastest growing online book stores! Environmentally sound due to Print-on-Demand technologies.

Buy your books online at
www.morebooks.shop

Compre os seus livros mais rápido e diretamente na internet, em uma das livrarias on-line com o maior crescimento no mundo! Produção que protege o meio ambiente através das tecnologias de impressão sob demanda.

Compre os seus livros on-line em
www.morebooks.shop

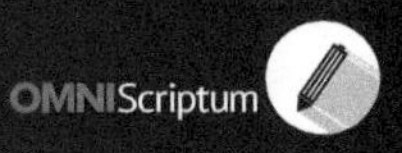

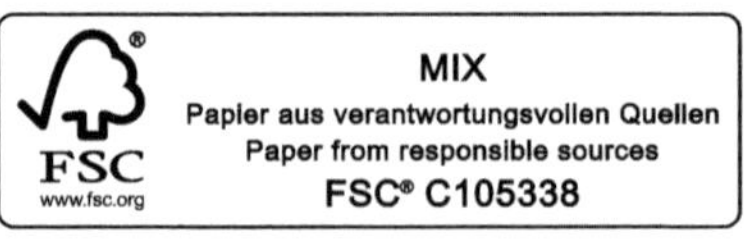

Printed by Books on Demand GmbH, Norderstedt / Germany